愛と和食がすべてを癒やす

健・幸と平和を願うあなたに伝えておきたいこと

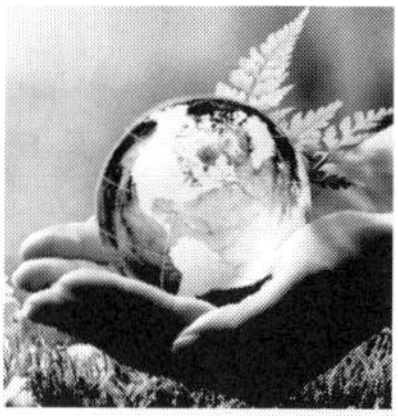

井上　明

本の泉社

◆◆◆

推薦のことば

小児科医　王　瑞雲

◆

「本当の食べ物ってなんだ?」

今は口に入れる物がたくさんある。世界中から食材は集められるし、化学知識、科学技術も素晴らしいので本当においしそうで、きれいで香りもばっちり。味も素晴らしい。第一忙しい現代人ぴったりの、自分で作らなくても済む時代。しかも安く手に入る。全ての好条件がそろっている!

著者は、この社会の「一億総半病人」「二人に一人ががん患者」という現実は、この食べ物から始まると知っている。「このままでは自滅する。子孫に申し訳ない」と必死に学習を続けられ、この一冊にまとめ上げた。

読むとまず感じるのは、著者の熱き血潮。折しも「新コロナ感染症」で世界は、パンデミックの状態。生き延びる要素条件〈新生存学〉の中の「食」の問題が、こんなにまとまってわかりやすいのも、珍しい。

物を口に入れる時「これって本当の食べ物?」と一瞬でもよいから、考えてほしい。

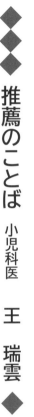

はじめに

イギリスでは2000年に「乳癌の原因は牛乳である」という本が出され、アメリカでは2005年に「肉は最も発癌性が高い食品」という本も出版されました。今、アメリカのインテリ層は肉や牛乳を減らしていて、癌も心臓病も減っています。

しかし、「報道の自由度」が72位の後進国、日本では、こういう情報を知っている人はわずかです。テレビや新聞がスポンサーに都合の悪い情報は流さないからです。現代人は「肉でスタミナ！」「骨には牛乳！」という偽情報に踊らされて病気を増やしているようです。

本当に肉でスタミナが付き、牛乳で骨が丈夫になると思いますか。例えば、骨折や過労などで入院している人が朝・昼・晩、肉や牛乳をタップリとればスタミナが付いて、骨も丈夫になるのでしょうか。動かなければ、運動や労働をしなければ骨も筋肉も丈夫にはならないと思います。

元々日本には癌が少なかったのに、今は2人に1人が癌になる時代です。原因の1つは肉や牛乳・乳製品のとり過ぎで、ここ50年で肉の消費は10倍だそうです。国民の医療費も約10倍です。肉や牛乳を否定している訳ではありません。何でもとり過ぎたらいけないのは当たり前だと思います。

「グルテン（小麦蛋白）やカゼイン（牛乳蛋白）もあまり良くない」という情報も日本人はほとんど知りません。ところが毎食のようにパンやパスタ・肉・牛乳・乳製品をとっている欧米人には悩ましい問題で、今はグルテンフリー・カゼインフリー（グルテン・カゼイン無し）の食生活が欧米で広まっています。即席ラーメンやパン・パスタ・スイーツ毎日の日本の若者を見ると気の毒でなりません。

欧米では研究も盛んで、アメリカ・フロリダ大学のゲイド教授は、薬物療法ではほとんど効果がなかった広汎性発達障害や自閉症・アスペルガー症候群・ADHD（注意欠陥・多動性障害）などが、グルテンとカゼインを完全に除去すると1カ月以内に81％に顕著な改善が見られたと報告しました。

今、アメリカでは5人に1人がグルテン不耐症（過敏症）と言われています。不消化な小麦蛋白が腸を弱らせ（セリアック病）、下痢・便秘・アレルギー・肥満・痩せ・疲れ・口内炎・貧血・月経不順・不妊・流産・手足のしびれ・関節痛・リウマチ・イライラ・発達障害・うつ・不安など心身に様々な症状を引き起こしていると言われています。

これらの病気や症状は日本でも牛乳やパン食・肉食が増えるに従って増加しています。実は、お砂糖が大好きなカンジダ菌も同様の症状を引き起こすことが分かっていて、大宮レディスクリニック院長：出居貞義医師は「当院の患者の約75％がカンジダの強陽性と出ている」と女性のスイーツ漬けを嘆いていました。まず、グルテンやカゼイン・砂糖の少ない和食中心の食生活を心掛けるのが一番健康的だと思います。

昔から人類は毒や有害な物質を避けて生きて来たはずですが、現代人は有害物質ゼロの生活は考えられません。添加物だけ見ても、国が認可している指定添加物は世界一の日本が449、2位のアメリカが133。他の添加物も合わせると、日本は約1500、アメリカは140、イギリスは21だそうです。（この数字は、添加物の定義が国によって多少異なるので鵜呑みには出来ませんが・・・。）

なぜこんなに添加物が多いのでしょう。「愛と良心の欠如」が諸悪の根源だと思います。今は仕事優先で、「愛と良心」を捨てて働かせざるを得ない人がたくさんいます。未来の子供達のために、「愛と良心」に満ちた家庭・学校・職場作りを目指せないものでしょうか。

そのために、まず最も尊い命と健康を大切にしようという心、そしてその命と健康を支えている食を大切にしようという心がすごく大事だと思います。食事に注意する人は、自分勝手な飽食美食よりも命と健康を大切にする人です。自分を含め、全ての命と健康を大切にする愛の心で毎日の生活、食生活を見直して頂きたいと思います。

目次

第一章　甦る命

1　余命3カ月の乳癌から生還！

「余命3カ月の乳癌から生還」などという話はなかなか信じられませんが、食生活がいかに重要なのか、その一例として紹介させて頂きます。以下は2000年にイギリスで出版された「Your Life in Your Hands」という本（日本語版「乳がんと牛乳」径書房）の要点です。

著者のジェイン・プラント（応用地球化学教授）は42歳の時に1期の非浸潤性乳管癌と診断され、部分切除を勧められていながら、医師らとの行き違いや心の動揺によって左の乳房を全摘してしまいました。しかし5年後に再発、更に再発・転移を繰り返し、計4回の手術、35回の放射線、12回の抗癌剤、ホルモン療法の挙句、余命3カ月まで追い込まれました。「なぜ自分は乳癌になったのか」、「乳癌を治す方法は無いのか」と深く悩み、彼女は徹底的に乳癌の原因や治療法を調べました。すると時々「牛乳・乳製品が乳癌に悪い」というデータが出て来ます。彼女は当然信じられませんでした。子供の頃から「牛乳は体に良い」と教え込まれて来たからです。しかしある日、彼女は思いました。「私は今まで牛乳・乳製品をたくさんとって来た。でも今は他の食品から栄養は十分にとれる。牛乳やヨーグルトを止めても栄養失調になる訳はない。もう余命3カ月だ。思いきって止めてみよう！」。その日から、彼女は牛乳・乳製品（ヨーグルト・バター・チーズなど）を一切止めました。するとどうでしょう。驚いたことに4日目から、首に転移していた癌の腫瘍が少しずつ小さくなり始め、約6週間で完全に消滅して完治したのです。（玄米菜食に近い食事療法や瞑想なども続けていました。）そして彼女は更にデータの収集・分析を進め、「乳がんと牛乳」を出版しました。本の帯には「本書はイギリスで出版されるやいなや、批判・非難の嵐に見舞われた。だが、どの国の研究者も、本書に書かれた事実を否定することは出来なかった。自らの進行性乳がんを克服するため、命がけで乳がんを研究したプラント教授は、医学に多大なる貢献をしたとして、ついに英国王立医学協会の終身会員となる」とあります。王立医学協会の終身会員には、著名な医学者でさえなかなか、なれないといいます。それだけ彼女の研究が科学的であり、社会貢献度が大きかったということでしょう。

❐女性ホルモンが乳癌細胞を増やす！

この本の訳者後記の中で佐藤章夫・山梨医科大学名誉教授は、次のように書いています。「ヘビースモーカーのすべてが肺がんになるわけではないのと同じ理由で、牛乳・乳製品を好んで口にするものがすべて乳がんになるわけではない。しかし、集団的レベルでみれば、牛乳・乳製品を多飲・多食する国々に乳がんが多いのは明らかである。」また、乳癌の日米比較についてグラフを示し、次のように書いています。「なぜ、日本とアメリカでこんなに違うのか。プラント教授が述べているように、この違いは人種の差によるものではない。日本とアメリカで食生活が違うのだ。アメリカにあって、日本になかったものは乳・乳製品である。ただし、50歳を超えたアメリカ女性に乳がんが多いのは、かつてアメリカで、更年期障害の治療に安易にホルモン（エストロゲン）が使われていたことも関係しているだろう。」図１で分かるのは、乳癌は女性ホルモンと密接に関係する癌だということです。日本女性の乳癌のピークは四十五、六歳でちょうど更年期の始まる頃です。この頃から女性ホルモンの分泌が減るので乳癌も減る訳です。なのに、なぜアメリカ女性は更年期以降に乳癌が急増するのか。女性らしさを保とうとホルモン補充療法を、約２人に１人がしていたからです。更に若い頃からのピル（合成避妊薬）も多くの女性が使用しています。女性ホルモンの使用には十分注意して下さい。

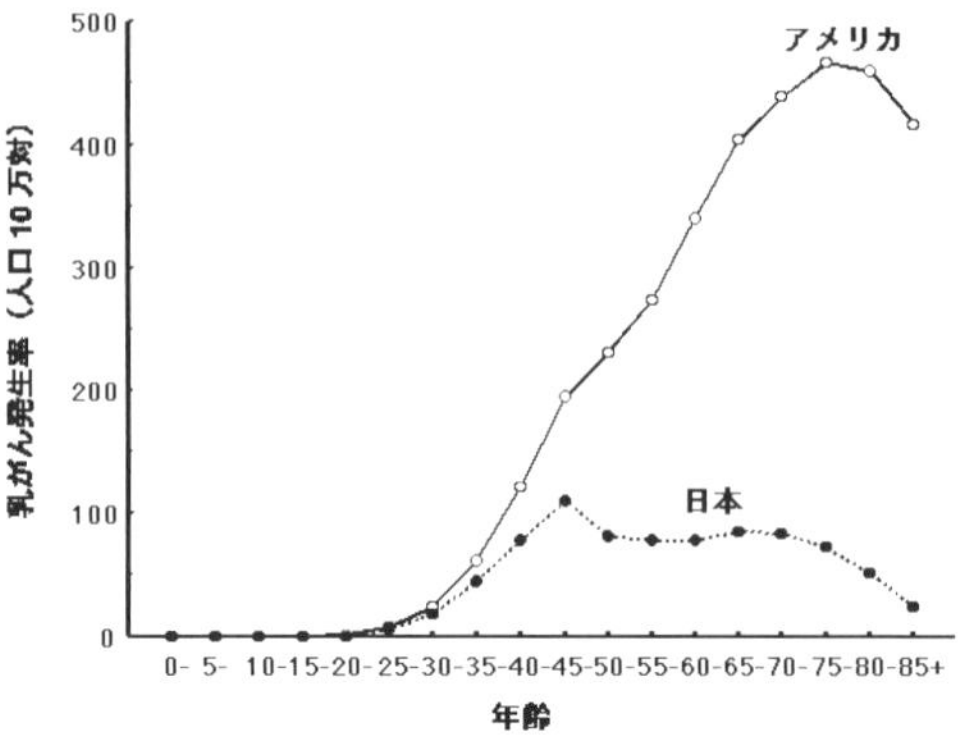

図１　年齢階級別乳がん罹患率の日米比較

❐牛乳は子牛用の飲み物、人間には適さない！

最後に、この本の序文を少しだけ紹介します。「ミルクは、哺乳類が生後の短期間だけ食用とするように設計された食品である。したがってミルクには、子どもの急速な成長を支えるために、いろいろな成長促進物質が含まれている。牛乳はたしかに、急速に成長する子牛（体重が1日に1キログラム増える）にとっては完璧な食品である。だからといって、乳児（1キログラム増えるのに1カ月かかる）にもよい食品ということにはならない。」

いかがですか。虎やライオンに良い物は人間にも良いのでしょうか。子牛にとって完璧な牛乳が人間の赤ちゃんにとっても完璧ですか。お母様方にお尋ねします。自分の乳を飲んだ方はいますか。どんな味がしましたか。ほとんどのお母さんは、「味が薄かった」「水っぽい感じがした」「牛乳より全然薄くて美味しくなかった」と答えます。

牛乳は濃くて美味しく、母乳は水っぽく感じます。当たり前です。牛乳には母乳の4〜5倍ものカルシウム、約3倍の蛋白質が含まれ脂肪も多い。だから牛乳は濃くて美味しく、母乳は水っぽく感じます。人間の赤ちゃんに濃い母乳が必要なら、絶対に濃い母乳が出るはずです。一方、牛乳には知能の発達や造血に必要な鉄や銅は母乳の、$\frac{1}{2}$、$\frac{1}{3}$です。これが自然の摂理です。子牛は濃い牛乳をタップリ飲んで人間の赤ちゃんの30倍の速さで大きくなります。大きくなるからといって象のように大きくはなりません。なぜでしょう？　牛だからです。細胞が牛の遺伝子でコントロールされているからです。しかし、遺伝子でコントロールされない細胞があったらどうなるでしょう。遺伝子の異常でコントロールされない細胞が癌細胞です。もし、乳房の回りに癌細胞のある人が牛乳やヨーグルトをタップリとっていたら、癌細胞が正常細胞の30倍の速さで増殖しても不思議ではありません。癌細胞は誰でも毎日、全身で4千も5千も生まれているそうです。だから誰でも癌になる可能性があります。しかし、これだけ急増するには何か原因があるはずで、癌は決して偶然や運が悪くてなる病気ではないと思います。原因の無い結果はありません。個人差・年齢差はありますが、癌を予防したい方は、今日から牛乳・乳製品の半分くらいは豆乳や豆腐・納豆などに変えたほうが良いと思います。

半信半疑のすすめ ①

【2人に1人がなる病気は「偶然」とは言わない!】

1万人に1人の病気は偶然かも知れませんが、2人に1人の病気を偶然とは言いません。しかし患者は偶然だと思いたい。原因が食事や仕事・ストレスにあると言われても食事や仕事は変えたくない。だから良くならない。お釈迦様は「病は善知識」と言いました。「生活のどこかに無理があるから病気をしたのだ。無理や間違いを直せば病気は治る」と教えたのです。

2　肉は最も発癌性が高い食べ物である！

更にもう1冊、ショッキングな本をご紹介します。2005年にアメリカで出版された本「CHINA STUDY」（日本語版「葬られた第二のマクガバン報告」グスコー出版）で、その主要テーマが「肉は最も発癌性が高い食べ物である」というのです。

しかし、驚くことはありません。実は何を食べても癌になる可能性があるからです。ただし、野菜・海藻・穀類・豆類は発癌性が低く、肉類は発癌性が高い。実は、昔は植物性食品が多かったから癌が少なく、今は動物性食品が多いから癌が多いのです。実に簡単な法則です。

この本がアメリカで出版されると、ニューヨーク・タイムズ紙が「人類を救う栄養学の金字塔」、「（著者の）キャンベルは栄養学のアインシュタインである」と大絶賛しました。インテリはこの本を貪り読み納得し、肉をだんだん減らしました。ですからインテリ層では癌や心臓病が減りましたが、下層階級は減っていません。ハンバーガーなどの安い肉類やスナック中心の食生活を続けているからです。

著者のコリン・キャンベルは20世紀の栄養学をリードして来た一流の学者で、炭水化物も肉・魚も野菜も果物もバランス良く食べるように勧め、実践して来ました。

ところが、生物医学研究史上最大規模の「チャイナ　スタディ」（アジア各国・中国全土にわたる調査・研究・激論）の結果、「絶えずがんの発生・増殖を強力に促進させるものの存在がわかったのである。それは『カゼイン』だった。これは牛乳のたんぱく質の87％を構成しているもので、がんの形成・増殖のどの過程でも作用していたのである」。

「また、大量に摂取しても、がんの形成・増殖を促進させないタイプのたんぱく質も発見した。この安全なたんぱく質とは、小麦や大豆など、植物性のものだった」というのです。小麦の蛋白は麩で、大豆の蛋白は豆腐・納豆・凍り豆腐・味噌などです。日本人は世界で一番安全な植物性の蛋白質を多めに食べて来たから健康で癌も少なかったのです。ところが今は肉・肉・肉ですから癌が増えて当然だと思います。

半信半疑のすすめ ❷

【知らないほうが幸せ?】

私は右記2冊の本を読んでから、肉やヨーグルト、バターなどが入った菓子類は意地でも食べません。おごってくれたら食べますが・・・。

「知らぬが仏」という言葉のように、知らないほうが幸せかも？　放射能や農薬・添加物が危険だと知るから不安になる。国を信じて安全だと思えば怖くも何ともありません。

第二章　甦る和食

1「和食は世界一の健康長寿食である」～アメリカの結論～

「健康的な食事」は分かっているようで誰も分かっていません！ 両親も教師も栄養士でさえもカロリー主義のドイツ栄養学で、相変わらず肉・卵・牛乳です。ドイツはほぼ北緯50度（北海道北端より北）の国で、穀類や野菜の栽培には適しません。だから肉・牛乳・乳製品が中心の食事になります。温帯に暮らす日本人にドイツ栄養学が最適でしょうか。体質に合わない欧米食で病気が増えるのは当然だと思います。

半信半疑のすすめ 3

【ドイツ栄養学から日本型食生活へ】

きんさん・ぎんさんの頃には理屈は必要ありませんでした。添加物も農薬もほとんど無し、洋食（肉食・パン食）はしたくても出来ず、和食だけで長寿世界一でした。

今は食品が氾濫しているので選ぶ力が必要、その食選力は健康教育（日本型食育）で養うのがベストです。養うには日本綜合医学会の食養学院（通信教育）が最適です。全国どこでも学べます。食養リーダー・食養指導士の資格を取って、全国で日本型食生活を広めましょう。

欧米食の欠点にいち早く気づいたのが「明治の食医」：石塚左玄です。彼はドイツ栄養学がカロリー偏重で、カロリーの無いミネラルを軽視しているのに驚き、「化学的食養長寿論」を著しました。国民にミネラル豊富な玄米自然食の重要性を訴え、その食事療法で多くの国民を救いました。「昭和の食医」：沼田勇博士（後の綜合医学会会長）は左玄の理論を【食養の五原則】として次のようにまとめました。（食養とは単なる食養生ではなく、食物修養のこと。すなわち、知育・徳育・体育の土台であり、人間性を養うことです。）

一　食物至上論：食は命の本であり、病気の原因は食の乱れにある。
二　穀食動物論：歯の形から、人間は肉食動物でなく穀食動物である。
三　一物全体食論：食物は丸ごと食べると栄養のバランスが良くなる。
四　身土不二論：その土地・季節（旬）の物を食べると体調が整う。
五　陰陽調和論：陰（カリウム）と陽（ナトリウム）の調和に努める。

肉食中心だった欧米が今や玄米や野菜を重視しつつあります。日本人の英知には驚かされます。では、どんな食事が一番体に良いのでしょうか。病気大国になりつつあったアメリカは、国民を何とか健康にしようと3年にわたり調査・研究・激論を重ね、１９７７年に「和食が世界一の健康長寿食である」と発表しました。それ以降、アメリカ（特にインテリ層）は和食の真似をしながら健康な人が増えて行きました。一方、「食の欧米化（肉食・パン食）＝和食離れ」のせいで日本は健康長寿国から、瞬く間に病気大国に転落しました。食が欧米化すると病気が増えるのは世界中の人々が人体実験で証明しています。例えば今、日本以上に糖尿病が激増している国が2カ国あります。中国とインドです。アフリカ諸国も糖尿病が激増しています。経済が豊かになるとどこの国でも食が欧米化するからです。左玄の危惧した通りです。

❐病気で国が滅びる！現代病は食べ過ぎ病である！

1960年代〜70年代、医療費が激増していたアメリカは、「国は戦争では滅びないが医療費（財政破綻）で滅びる」と言われていました。深刻に考えた上院議員のマクガバンは栄養問題特別委員会を組織し、「こんなに医学・科学が発達しているのに、なぜ病人と医療費ばかりが増え続けるのか」という大問題に取り組みました。3年にわたって世界中からデータを集め、医者・学者らを集めて徹底的に調査・研究・激論を重ね、1977年に「栄養のとり過ぎが病人激増の原因だった」と発表。それ以降、アメリカは食事改善を本気で進め、インテリ層は和食に心掛けて心臓病は減少、癌も1990年以降激減しました。マクガバン報告の結論を3つに絞ってご紹介しましょう。第1の結論は「我々は馬鹿だった。肉食に片寄り過ぎていて、野菜をあまり食べて来なかった。現代病は食原病だった」。食原病とは食事が原因で起こる病気のことで、「ほとんどの現代病は食原病である」と断定しました。当時アメリカでは、肉・卵・牛乳・砂糖・油脂タップリの飽食美食、すなわち高タンパク・高カロリー・高脂肪の食事で、ビタミン・ミネラル・食物繊維などが不足していたのです。今の日本と全く同じです。誰だって冷静に考えれば分かるはずです。栄養の知識のある人ならば。

そんな当たり前のことを科学的に証明したのがマクガバン報告です。

半信半疑のすすめ 4

【日本で和食を勧めない理由】

野菜多めの和食が健康に良いのは明らかですが、国は和食をあまり勧めません。和食を勧めたら、洋食業界、肉食・パン食業界などから猛反発を受けます。皆さんも「和食に努めましょう!」と言われて嬉しいですか。「食事くらい自由にさせろ」、「何を食べようが勝手だ」と必ず反発します。だから国は和食を勧めないのです。飽食美食で肉も牛乳も砂糖もトランス脂肪酸も添加物も全て自由です。自由が一番大切です。規制は悪です。

アメリカの凄い所は結論を隠さず公表したことです。「いま世界で1カ国だけ理想的な食事をしている国がある。それが長寿世界一の日本である」と和食を絶賛し、中蛋白・中カロリー・低脂肪・高ビタミン・高ミネラル・高食物繊維の和食が世界一の健康長寿食と断定しました。

そして肉・卵・牛乳・砂糖・油脂を減らし、穀類・芋類・野菜・果物を増やす食事改善運動を全土で展開、「1日5皿運動」＝「1日に5皿（350g）以上の野菜・果物をとろう」と呼び掛けました。そしてビタミンやミネラル・食物繊維の重要性を訴えたのです。

するとインテリ層が野菜を増やし、寿司や豆腐などを食べ始めて和食ブームに火が付き、野菜の煮物やひじきまで食べました。野菜が徐々に増え、その摂取量は1995年に日本を追い越しました。肉・卵・牛乳・砂糖・油脂を減らすだけでなく、野菜を増やすのが【現代病＝食原病】克服のポイントです。

政府も「肥満や心臓病・癌を減らすには肉・卵・牛乳・砂糖・油脂を減らそう！」と粘り強く訴えました。その効果は絶大でインテリ層の心臓病と癌が激減しました。その経緯は元がんセンター疫学部長・渡邊昌著「食事でがんは防げる」（光文社）に書かれています。副題は「アメリカでがんが激減した理由」です。しかし日本人はこの情報をほとんど知りません。テレビも新聞もスポンサーに忖度して報道しないからです。

「過ぎたるは及ばざるが如し」で、栄養失調は当然いけませんが、栄養の過剰はもっといけません。なぜなら栄養失調は栄養をとれば改善しますが、栄養過剰病は現代医学ではほとんど

~慢性病を減らした~
アメリカ型食事ピラミッド

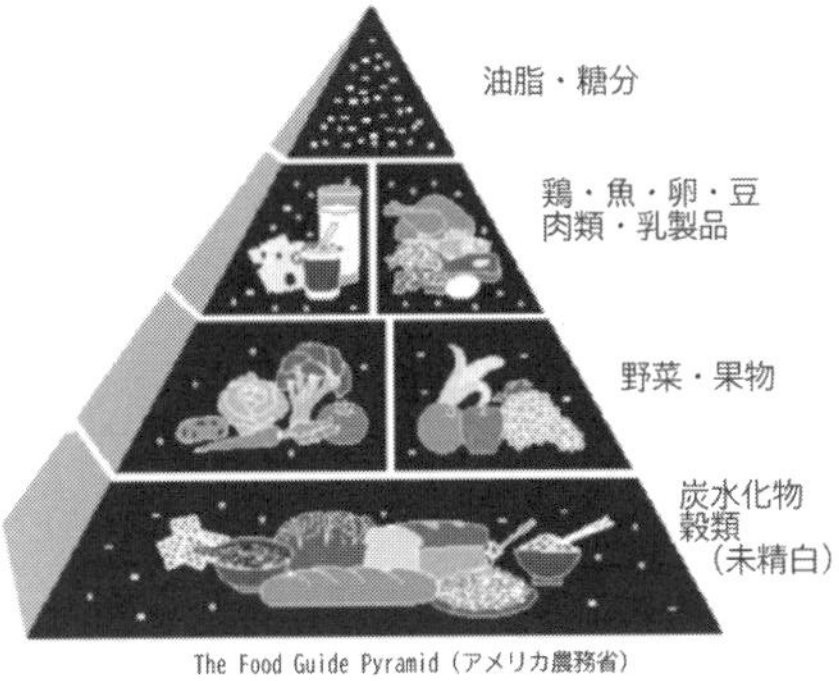

図2　アメリカの食事ピラミッド

治りません。死ぬまで薬漬けです。【医聖：ヒポクラテスの言葉「満腹が原因の病気は少食で治る」】実に当たり前の法則です。

❏「食事ピラミッド」でバランスは一目瞭然！

マクガバン報告以降、アメリカはマイナス情報も公開して国民に知らせました。食品業界に気兼ねしながらも「過剰気味の肉・卵・牛乳・砂糖・油脂は減らせ」、「不足気味の未精白穀物・野菜・果物は増やせ」と徹底的に訴え、そして国民に分かりやすく絵にして示しました。

それが「食事ピラミッド」で、食事のバランスが大体分かります。和食をモデルにして作られたというこの「食事ピラミッド」でインテリ層はどんどん健康になりました。日本の皆様も安心してこの様なバランスにして頂きたいと思います。

❐若者の心と体を蝕む食品＝揚げ物　＜油脂の欠点：5項目＞

アメリカは、悪い食べ物の情報も公開し食改善を進めました。その一部をご紹介しましょう。

①は「学校の食堂　揚げ物禁止」です。こんな昔から規制しています。禁止の理由は主に次の5つです。

⑴脂質には炭水化物や蛋白質の約2倍のカロリーがあり、揚げ物は太りやすい食べ物です。肥満は心臓病や糖尿病・高血圧症・癌など多くの病気や老化の引き金になります。

⑵肉類の揚げ物にはコレステロールや悪玉脂肪（トランス脂肪酸）が多く、心臓・脳血管系にダメージを与えます。

⑶揚げるとアクリルアミドという発癌物質が多く発生します。若者の好きなポテトチップスに多く、フライドポテトやかりん糖にも多く含まれています。テキサス州では「②フライドポテトは週1回約85グラムまで」と決めていますが、日本の子供達はそれ以上食べています。子供のおやつはおにぎり・蒸かし芋・果物・胡麻煎餅・ナッツ・煮干しなどが最適で、肥満児には玄米のおにぎり・おやつ用の昆布や煮干しが最高です（小さい頃から与えていれば喜んで食べ続けます）。

⑷高熱で揚げる揚げ物には過酸化脂質という有害な脂肪が多く、活性酸素を増やして全身の細胞を傷つけ老化を早めます。特に肝臓・心臓・血管・脳神経系に良くありません。

⑸油脂を含んだ食べ物を食べると体は必ず胆汁を分泌します。この胆汁の中の胆汁酸が腸で発癌促進物質に変わります。ですから油脂をとればとるほど癌が増えます。特に乳癌と大腸癌の方は油物は厳禁としましょう。

健康なら揚げ物（鶏の唐揚など）は週に1回くらい、少量にして、揚げたらすぐに食べる。食べる時には有害物の排泄を促す食物繊維を含む野菜料理も必ず一緒に食べましょう。

❒菓子類の多い若者に精神異常
～低血糖の恐ろしさ～

学校の食堂　揚げ物禁止

米テキサス州の公立学校で８月の新年度から、食堂からフライドチキンといった「揚げ物」が姿を消す。農務局が発表した「砂糖と脂の削減」「野菜や果物を増やす」などの規制が実施されるからだ。・・・。ほかに小学校では、①終日炭酸飲料禁止 ②フライドポテトは週１回約 85 ｇまで、などと決められている。

① ２００４年4月１３日　朝日新聞

上の新聞記事の①は、なぜ「終日炭酸飲料禁止」なのでしょう。表向きは「糖分過剰による肥満の防止」です。ところがアメリカは、スナックやコーラ類で、糖分をとり過ぎる若者に精神異常が多いことも把握していて、精神病院に入院している患者さん、通院患者さん、街中の変態者・変質者と思われる人達の血液検査を徹底しました。

すると何と67％が低血糖でした。精神障害者の3人に2人は、脳細胞のエネルギー源であるブドウ糖（血糖）の低下で脳細胞が働けなくなって異常になっていたのです。早めに気づいて、野菜・海藻多めの和食で血糖値を安定させれば障害者の3人に2人は救えると思います。

ところで、なぜ低血糖を起こすのでしょう。栄養失調が原因のようですが、全く逆で栄養過剰が大きな原因です。和食にしても洋食にしてもスイーツを食べても、食後は誰でも血糖値が上昇します。上がり過ぎると眼底出血や糖尿病性昏睡で倒れます。それを防ぐために体は膵臓からインスリンを出して血糖値を下げます。また食事をする。スイーツを食べる。血糖値が上がる。またインスリンで下げる。

私達はこれを毎日繰り返して生きていますが、飽食美食が続くと中高年は膵臓が疲れてインスリンの分泌が低下し、インスリンの効き目も悪くなって血糖値が下がらず、高血糖の状態が続きます。これが糖尿病です。

一方、若者は膵臓がまだまだ元気で、インスリンをどんどん生産し過剰分泌します。すると血糖値が下がり過ぎて低血糖になり、脳を含め全身の細胞がうまく働けなくなります。だるい・疲れる・眠い・冷や汗・震え・昏睡などに陥ります。

低血糖は危険ですから、今度は副腎髄質からアドレナリンを出して血糖値を上げます。ところがこのアドレナリン、実は「怒りのホルモン」とも呼ばれ、急に攻撃性が高まります。イライラする・暴れ出す・人を殺したくなるという異常行動を起こします。無差別殺人の原因とも言われています。

四半世紀前は低血糖による異常行動はペットボトル症候群と言われ、若者は砂糖の多いジュース・コーラ類を1日に10数本飲んでいました。低血糖者の多くは即席ラーメンやハンバーガー・菓子パン・スナックが普通の食事?で、ビタミン・ミネラル以上に血糖値を安定させる食物繊維の不足が著しい。ジュースよりはりんごやみかんです。菓子パンよりご飯です。

3食は出来るだけ自然なものを食べましょう。自然の食べ物（玄米や芋類・豆類、野菜・海藻・果物など）に含まれる食物繊維が血糖値を安定させ、精神を安定させてくれます。今は「和食離れ（食物繊維不足）」で子供から大人まで無気力・ムカつく・切れる状態です。

お母さん!お子様に「ご飯と納豆」だけでも食べさせて下さい。炊飯器のご飯と冷蔵庫の納豆なら朝・昼・晩いつでも、子供だけでも食べられます。習慣にしてしまえば手も掛かりません。それに漬け物や果物・トマトでも付ければバランスはOKです。そして、納豆は最高の健脳食ですから精神の安定や成績向上にも役立ちます。一番安上がりな天才食かも知れません。

元大リーガー：イチローの高校時代はご飯と納豆が食事の基本でした。これで運動すれば骨も筋肉もスタミナも付き、心も体も丈夫になります。毎朝、パンと目玉焼きと牛乳という偏食（ビタミン・ミネラル・食物繊維不足）は病気の元?「ご飯と納豆」が定番になれば健康家族が増えます。

❒玄米餅で子供達を救おう

「心の病を持つ若者の2/3が低血糖！」には驚きますが、確かにそういう若者ほど甘い物が大好きで食事はでたらめ、間食ばかりしている傾向にあります。保護者も子供が欲しがるので好きな菓子パンや牛乳・コーラ・アイスやスナックばかり与えます。良くなる訳がありません。表1の「手抜き食」でも構いません。薬を飲みながらでも当り前の和食を心掛けて下さい。脳細胞の働きも早く当たり前になります。

一番効果的なのが食物繊維やビタミン・ミネラルの豊富な玄米です。しかし、そういう家庭では玄米食はしないでしょう。こんな時に役立つのが「玄米餅」です。玄米食は出来なくても玄米のお餅なら食事でも間食でも食べられます。

自らの心臓病を玄米菜食で治した名古屋の元教師Nさんは、現在は閉じこもりの中高生のお世話をしていますが、「玄米餅の効果は凄いですよ。早い子だと2カ月で登校します。オーストラリアに留学した高校生もいました」と私に教えてくれました（炎症がある場合はうるち玄米餅が良い）。

また、1～2カップの玄米・雑穀を一晩水に浸し、きれいな水で洗い、5～6倍の水と一緒にミキサーで1～2分回して出来上がる「穀乳」をそのまま煮詰めて重湯（玄米クリーム）にしたり、カレーやシチュー・煮物・汁物などに混ぜて煮込めばとろみが付き、ビタミン・ミ

毎朝①ご飯②納豆③手抜き味噌汁で大丈夫！

①：白米でも雑穀米でもOK（理想は玄米）。
②：納豆にしらすや鰹節・海苔、時々は卵も。
③：具沢山なら出汁なしでもOK。ごぼう・大根・人参・芋・青菜・茸・わかめなど鍋で水煮して冷蔵庫に（切った野菜類を冷凍保存してもよい）。南瓜・玉ねぎ・キャベツは甘くて旨い。人数分を取って温め、最後に豆腐・味噌を入れて出来上がり。もっと簡単にするなら、お椀にカットわかめやとろろ昆布・鰹節・きな粉・しらすを入れて熱湯を掛け、味噌を加えれば出来上がり。

表１　健康的な手抜き食

ネラル・食物繊維を美味しくタップリとることが出来ます。南瓜や人参のポタージュに混ぜれば子供でも喜んで食べます。

玄米・雑穀はそんなに特別な食べ物ではありません。大根や人参、りんごや柿などを皮ごと食べるのと同じです。玄米を差別しないで下さい。玄米餅や穀乳で、病んでいる子供達を１日も早く元気にして欲しいと思います。

❑飲食物ほど心に影響するものはない

「食べ物がこんなに心に影響するのか」と、疑う方も多いと思いますが、こんなのは証明するのは簡単です。例えば、お酒を飲んだだけで笑い上戸になったり、泣き上戸になったり、なぜですか。飲んだアルコールが血液に溶けて脳に行くからです。

私達が食べたり飲んだりしたものは程度の差はありますが、一部は血液に溶けて脳に運ばれて精神に影響を与えます。アミノ酸や酵素などは脳内ホルモンにまで影響を与えます。精神安定剤もタミフルもシンナーも危険ドラッグも、その成分が血液に溶けて脳に行くから興奮したり、快感を感じたり不快になったり急死したりするのです。

脳細胞も内臓や筋肉の細胞と同じように血液から栄養を貰って生きていますから、血液が異常になれば内臓や筋肉ばかりでなく脳細胞（精神）も異常になります。その血液の材料の99％が飲食物と水と酸素ですから、飲食物が狂えば心と体が狂って当然でしょう。

例えば玄米を白米にして、ビタミンB_1の欠乏状態が続いただけで脚気になり、疲れやすくなったり、足がむくんだり痺れたりします。イライラしたり、怒りっぽくなったりと精神にまで影響を与えます。医学辞典や専門書にそう書いてあります。

このように、私達の心と体は血液中の成分の影響を強く受けます。ほとんどの方は納得出来ないでしょう。特にインテリほど「自分の言動は全て自分の心（意思）が決めている」と確信していて、物質（飲食物など）の影響を無視する傾向にあります。

それでは今、あなたが覚醒剤を打たれて異常な言動をしたら、それはあなた自身の意思（精神）による言動ですか。違います。覚醒剤という物質（薬物）の仕業です。面白くありませんが、私達の崇高なる精神（脳細胞と脳神経系）は血液と脳内ホルモン・薬物（安定剤）などの

「物質」によって支配されています。

そして、ほとんどの脳内ホルモンはアミノ酸という栄養素から作られています。だから食事が大事なのです。だから「食生活をもっと真剣に考えて下さい」と訴えているのです。特に子育て中のお母さんや小中高の先生方は真剣にお考え下さい。「何を食べたって同じ！」ではないのです。

近年、子供達の発達障害が問題になっていますが、やはりその根底には食事の間違い（血液の汚れ→脳神経系の不調）があると思います。初期の発達障害ならば昔ながらの和食で簡単に改善します。事実、消費者運動を長くされている小若順一氏と国光美佳氏との共著「食事でかかる新型栄養失調」（三五館）には、食事の改善（「天然出汁」を使った野菜料理を毎日食べる）だけで良くなった例が報告されています。出汁を飲むだけでも有効です。ビタミンやミネラルが脳にとって欠かせない大事な栄養素だからです。

❐女子中高校生に乳癌が急増！　牛乳だけでなく、スナックも原因？

最近、乳癌が急増していて、10代で発見される子も増えています。東北のある中学校での食育講演の帰りに、保健の先生が「この中学校には卵巣癌の手術を2回した生徒がいます」と教えてくれました。十四、五歳でもう左右の卵巣を摘出したのです。もう自分の子供は産めないでしょう。

ある女性からも、「小学5年生で子宮癌の子がいたと、産婦人科の先生が言っていました」という情報を頂きました。何という悲劇でしょう。数年前、「余命1カ月の花嫁」～乳がんと闘った24歳～が話題になりました。新聞にも「がんと闘う子ども達」などの記事が増えて来ました。そしてほとんどが悲しい結末です。

なぜこんなに癌が若年化しているのでしょう。次ページ②の記事は大変参考になります。（アメリカでは、10数年も前から警告していたのです。）

怖いのはフライドポテトだけではありません。動物性脂肪も植物油もトランス脂肪酸も問題です。乳癌の引き金は女性ホルモンで、女性ホルモンは脂肪（コレステロール）から作られているからです。それでアメリカでは乳癌も食原病と考えている学者が多く、「フライドポテトを減らせ！」「脂肪を減らせ！」「肉を減らせ！」と警告しています。ニューヨークでは③の記事のようにレストランでの「料理油　禁止令」です。

日本ではトランス脂肪酸の摂取量が平均的に少ないという理由で表示していませんが、若者は大量に摂取しているはずです。日本の小中高校生はいつまでパンとマーガリンと牛乳という給食を食べ続けなければいけないのでしょうか。アメリカでは2018年からトランス脂肪酸の使用が全面禁止になっています。

いま世界では29秒に1人が乳癌と診断され、肉・牛乳・乳製品・油脂類の多い国ほど死亡

フライドポテト　幼児期の食べ過ぎ注意

乳がん　リスク高く

子供のころにフライドポテトを日常的に食べていた女性は乳がんになる確率が高くなる。――こんな研究結果をこのほど、米ボストンにあるブリガム・アンド・ウィメンズ病院とハーバード大医学部の共同研究チームが発表した・・・。

同研究チームは「乳がんは女性の幼少期に起源があり、乳がんにかかるリスクを減らすためにはこの時期の食習慣が特に重要なようだ」と結論付けている。

②　2005年8月21日　毎日新聞

NY市 料理油「禁止令」　全レストラン

ニューヨーク市衛生当局は5日、市内の全レストランを対象に心臓疾患と関連があるとされるトランス型脂肪酸を含む料理油やマーガリンなどの加工油脂食品の使用を厳しく規制することを決めた。

トランス型脂肪酸はパンやケーキを作る際に使用されるショートニングなどの加工油脂に含まれている。油を高温加熱するフライドポテトやドーナツなどに多く含まれている。

③　2006年12月6日　毎日新聞

中国郡部	中国都市部	日本	アメリカ
3.5	7.1	11.3	33

フランス	イタリア	ドイツ
36.1	37.2	43.9

表2　乳癌死亡率の国際比較
（人口10万対、1992〜1994、世界保健機関年報より）

率が高くなっています。2016年の日本女性の乳癌死亡率は21・8と上の表の2倍に増えています。（10万対、国立がん研究センター）

表2を見る限り、ドイツ栄養学（肉・牛乳・乳製品中心）の食生活を続ければ、乳癌死亡率もドイツに近づくことは十分に予想出来ると思います。欧米食は時々にして、真剣に和食に努めて頂きたいと思います。

2　和食の長所　洋食の短所

マクガバン報告の2番目の結論は「西洋医学では病人も医療費も減らすことは出来ない！」というものです。何と乱暴な結論かと思いますが、正解かも知れません。飽食美食やストレスなどで病人が増え続け、薬も死ぬまで飲み続ければ医療費も増え続けるのは当然です。

ですから、医療費を減らすには病人を減らすのが一番です。そこに気が付いたアメリカは、「健康的な食事に変えれば良いのだ！」と日本型食生活の長所と欧米食の短所を訴え続けています。（新聞記事②、③参照）

そしてマクガバン報告後に完成したのが図2（23ページ）の「食事ピラミッド」です。一番必要なのが炭水化物・穀類。次に多めにとるのが野菜・果物。減らしたほうが良いのが肉・卵・牛乳で、一番減らすべきなのが油脂と砂糖です。この「食事ピラミッド」のおかげで、アメリカでは癌や心臓病が激減しました。

❐日本型食事ピラミッドを目安にしよう

アメリカ型を日本型に修正したのが日本型食事ピラミッド（図3）です。日本綜合医学会・

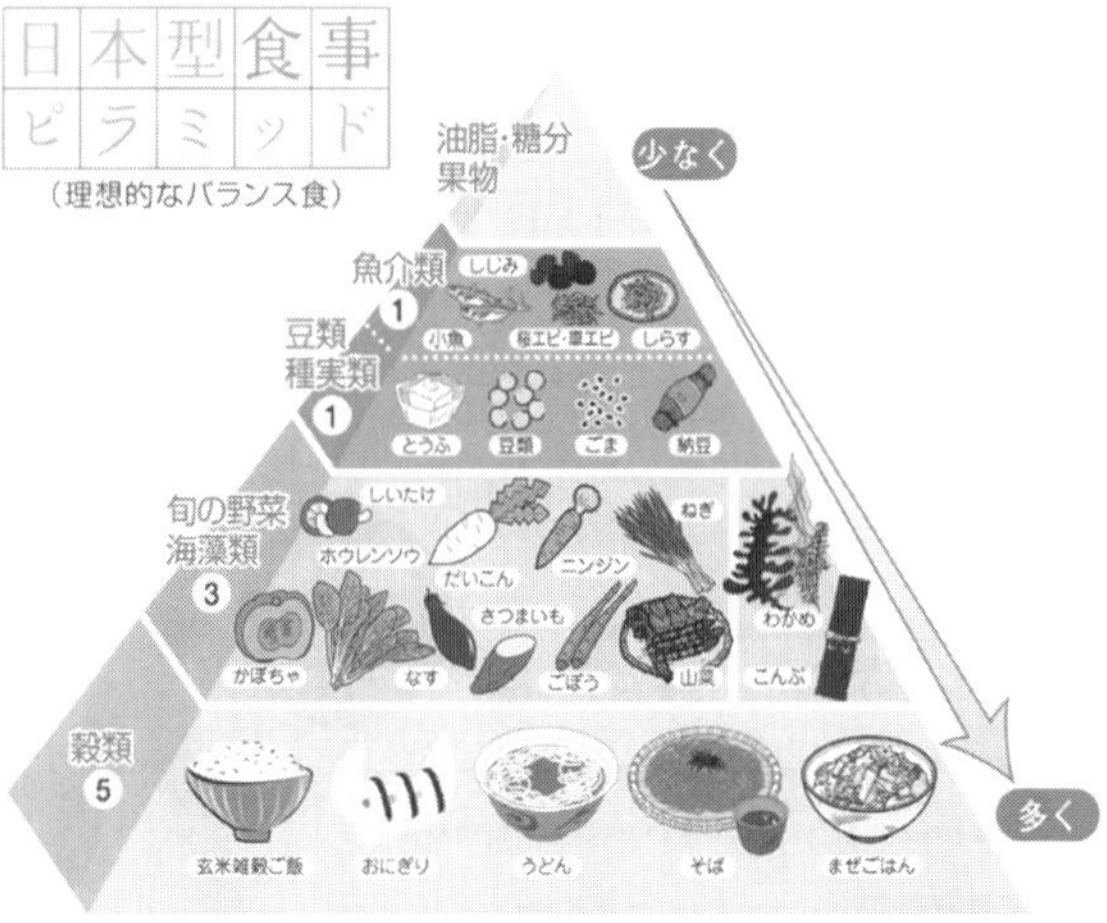

監修:NPO法人 日本綜合医学会

図3　日本型食事ピラミッド

日本型食育推進委員会で作製しました。（冷蔵庫などに貼れるカラー版のステッカーもご利用下さい）。

(1) 一番大切な炭水化物・穀類はやはり「ご飯」で、玄米・雑穀が理想的です。パン食は控えましょう。鎌田医師が書かれた「ちょい太でだいじょうぶ」（集英社文庫）にも「お米はとてもいい主食だ。パンのようにそれ自体に塩分やバターや砂糖が練り込まれていないし、パスタのように油を使った調理をしないからだ。しかし、どうせ食べるなら、玄米のほうが圧倒的に栄養的に優れている。玄米があまり得意でない方は赤米や黒米を少し混ぜて炊くだけでずいぶん栄養バランスがよくなる」とあります。

パンは、材料の小麦粉がほとんど輸入（遺伝子組み換え?）で、防カビ剤も入っています。粉を練る時に悪玉脂肪のマーガリンやショートニング・イーストフード、砂糖や塩などが練り込まれ、更にマーガリンやバター・ジャムなどを塗って食べ、牛乳・ハム・ウィンナー・コーラ・・・となるので、誰が考えても健康的ではありません。

今、砂糖や生クリームたっぷりの高級食パンが人気ですが、材料はケーキやクッキーとほぼ同じですから、主食のように食べていたら大変危険だと思います。またグルテン（小麦蛋白）も問題です。ベストセラー「粗食のすすめ」の著者：幕内秀夫氏は「乳がん患者の8割は朝、パンを食べている」（㈱ジービー）とも書いています。パンは日本型から外しました。天然酵母を使った国内産全粒粉のパンなら時々は良いでしょう。

⑵海藻を重視しました。わかめ・ひじき・昆布などを世界でこんなに食べているのは日本人だけで、長寿世界一の理由がここにもあります。海藻にはヨウ素やカルシウムなどたくさんのミネラルと食物繊維がタップリで、放射能の害を防ぐ力もあります。

長寿研究の先駆者：元東北大学名誉教授の近藤正二博士は「海藻を多く食べる地域には脳血管障害が極めて少なかった」と報告していますが、これは非常に重要な項目です。なぜなら近年、認知症が国の予想をオーバーして激増しているからです。

かつて日本人の認知症の原因の半分以上は脳血管障害と言われていました。海藻を毎日食べて動脈硬化を防ぎましょう。特にひじきは鉄分・カルシウム・食物繊維が豊富で、貧血・骨粗鬆症・便秘の予防・改善にもうってつけです。女性には毎日食べて欲しい食材です。今は食の欧米化でアルツハイマー型認知症が急増しています。パン食・肉食は控えめにしましょう。

⑶果物は一番上にしました。適量の果物は水分・糖分・ビタミン・ミネラル・酵素・ファイトケミカル（近年注目されている野菜や果物に多い有効成分）を含み、美容と健康に役立ちますが、果物には糖分やカリウムが多いので食べ過ぎると肥満や冷えに繋がります。

果物は野菜の代わりにはなりません。1日にみかんなら1〜2個、りんごなら½くらいが適量です。ただし、糖分と冷えを最も避けるべき妊婦さんとリウマチの方は果物は控えましょう。リウマチの方は甘い物や果物が多いと痛みがなかなか引きません。

⑷大豆は肉に優る蛋白源ですが、未精白の穀類や豆類は種の保存のために、自らが消化されないように消化を邪魔する物質を持っています。それで下痢しやすく、欧米には「豆類は健康的でない」という考え方があったようです。

しかし日本では昔から、穀類や豆類を火に掛ける前に一晩水につけましたが、実はこれで種子類に含まれる邪魔者を消滅させていました。発酵先進国の日本では、この発酵でも邪魔者を消して大豆を納豆・味噌・醤油など、また豆腐などにして蛋白源として上手に利用して来ました。最近の研究では、大豆に含まれる邪魔者のトリプシンインヒビターという物質が糖尿病や癌の予防に有効であることが分かりました。酒の肴には大豆製品が最高です。ビールには鶏の唐揚げやウィンナーよりも枝豆やもろきゅう（もろみ・味噌ときゅうり）、ぬたや湯豆腐、冷や奴、いか納豆などがお勧めです。

❐理想的なバランスは⑤③①①

日本型食事ピラミッドで最も重要なのは⑤③①①です。１回の食事を⑩とすると炭水化物・穀類が⑤、野菜・海藻類が③、豆腐・納豆類が①、魚介類が①、これが理想的なバランスです。元日本みどり会会長の馬淵通夫医師が、昭和30年代～40年代の日本人の食事を基に提唱したのが⑤③①①です。①は年齢・個人差を考慮して40～50ｇくらいです。魚介類の代わりに、時々は肉もＯＫです。

皆さん、是非⑤③①①を覚えて下さい。なぜなら、「バランス良く食べましょう！」と誰でも言いますが、「どんなバランスですか？」と聞くと皆さん困った顔をします。「１日30品目を心掛けています」「肉も魚も野菜も色々食べています」。こんな答ばかりですが、こういうのは「バランス」とは言いません、「適当」と言います。みんな自分勝手に、適当に食べているから病気が増えているのだと思います。

大雑把で構いませんから、皆さん、是非⑤③①①に近づけましょう。全然難しくありません。例えば、夕食は、ご飯はお茶碗に一杯半、青菜とわかめの味噌汁、金平ごぼうに納豆、鯖の味噌煮くらいです。何と簡単でしょう。これが世界に誇る健康長寿食です。是非、今晩こんな献立にして下さい。きっと家族全員からブーイングです。「何で肉が無いの」、「ウィンナーが食べたい」、「鶏の唐揚げが食べたい」、ハンバーグだ！焼肉だ！になります。でも、よく考えてみて下さい。毎食のように食べている肉や卵や唐揚げなどのせいで肥満や糖尿病・高血圧症・心臓病・癌などが激増しているのではありませんか。（健康的な料理本の多くは大体⑤③①①から④④①①くらいになっています。）

和食中心の昭和30年代でも肉は食べましたが、肉じゃが程度で肉は食事の1割くらいでした。理想的なバランスです。すき焼きやトンカツも食べましたが時々でした。ご馳走は時々食べるからご馳走なのに、今は毎晩ご馳走、朝昼晩ご馳走です。

世界には飢えている人々が10億人以上いるそうです。癌や心臓病・アレルギーなどの激増は飽食美食三昧の現代人に対する天の警告かも知れません。素直に反省して、今日から当たり前の和食＝野菜・海藻多めの和食に心掛け、ご馳走は時々にしましょう。

❏なぜ炭水化物・穀類が一番重要なのか

私達はなぜ食事をするのか。まず生きるためのエネルギー、活動のエネルギーを得るためです。そのエネルギーの素になるのが三大栄養素の炭水化物、脂質、蛋白質です。この中で最も血液を汚さないのが炭水化物です。

炭水化物はCとHとOで出来ていて、燃えカスのCO_2とH_2Oは大小便・汗・呼吸などで簡単に排泄されます。体に最も優しいエネルギー源が炭水化物です。ただし、白米ではビタミンB_1不足になりますので雑穀類を加えましょう。理想は玄米ですが、白米に玄米を2割くらい加えても合格です。

脂質や蛋白質は燃えカス（老廃物）の処理が大変で血液が汚れ、筋肉も内臓も余計に疲れます。特に蛋白質（アミノ酸）はＮ（窒素）を含むので、毒性のある窒素化合物（アンモニアなど）が大量に発生します。蛋白質は血液を汚して体を疲れさせるエネルギー源です。

厚生労働省が定めた日本人の摂取基準は男性の推奨量が１日60g、女性は50gです。副食として、豆腐$\frac{2}{3}$丁（２００g）＋納豆１パック＋秋刀魚１尾です。１食分ではありません。これで１日分です。⑤③①①で蛋白質も丁度うまくとれます。

脂質はカロリーが高く、肥満や糖尿病・乳癌・大腸癌などを激増させる現代人が最も控えるべきエネルギー源です。絞った油や揚げ物、肉の脂肪は極力控え、油は自然な形でとりましょう。米糠油や胡麻油・大豆油でなく、玄米や胡麻・大豆を食べましょう。

秋刀魚や鯖・鰯にはＥＰＡ・ＤＨＡなどの良い油があります。野菜や海藻にも油は微量にあります。当たり前の和食をしていれば油は不足しません。絞った油は亜麻仁油・えごま油くらいで、少量ならＯＫです。ただし揚げ物や炒め物には使わないで下さい。

【昔は栄養失調、今は栄養過剰】

「昔ながらの和食」を強調すると、「栄養失調になる」と反発する人がいます。いつ頃の食事が一番良いのか？　東北大学と岡山県立大学で調べたところ、1975年頃の食事が「ご飯と魚介類・海藻類が多く、欧米化はわずか」で糖尿病リスクが最低で一番ヘルシーという結論です（体重・内臓脂肪も最適）。1990年頃は「パンの割合が増える」、2005年頃は「肉類・牛乳・乳製品が多く、脂肪の割合が高い」と解説しています。

❏なぜ肉・卵・牛乳は減らすべきなのか

アメリカが「肉・卵・牛乳を減らせ！」と訴えた理由は、これらが多いと高蛋白・高脂肪になり易く、肥満・高血圧症・心臓病・癌などを激増させるからです。更に吐物を見れば分かりますが、全ての食べ物は胃腸の中をドロドロ状態で流れています。消化で食べ物は腐ったようにドロドロになる訳ですが、この時に肉類はインドール・フェノール・スカトール・アンモニア・ニトロソアミンなどの毒物を発生します。

例えば、植物性食品（野菜や果物）は少々傷んだ物を食べても下痢しません。毒が発生していないからです。一方、動物性食品の傷んだ物を食べたら、既に発生している毒のせいで下痢どころでなく、へたをすると死にます。

消化の途中でも肉類は毒を発生するので、肉食動物は毒を早く排泄するために腸が短いのです。腸の長い人間、ましてや肉食習慣の無かった日本人は⑤③①①が最適。主食（米）からも蛋白質は1日に10ｇほどとれるので、動物性食品は1食に約50ｇ（卵1個分の重さ）くらいが無難です。更に肉より魚介類のほうが健康的です。肉類の脂肪は動脈硬化を促進しますが、魚介類の脂肪（ＥＰＡ・ＤＨＡ）は動脈硬化を予防します。豆腐・納豆類は最もヘルシーで癌になりにくい蛋白質です。

❏肉でスタミナを落としている！

現代人が信じ切っている「肉でスタミナ！」を証明出来る人は1人もいません。「肉でスタミナ」なら「カエルの肉でジャンプカ」ですか？そんなことはありません。元横綱の千代の富士は無駄な脂肪が付かないように、大豆蛋白を多めにとってウェイトトレーニングで筋力・腕力を付けたそうです。運動や肉体労働をしなければ筋肉・腕力・スタミナは絶対に付きません。

「現代人は肉でスタミナを落としている」とスポーツ栄養学者のロバート・ハースが実証し

ました。一昔前、彼はテニス界ではナブラチロワ、ジミー・コナーズなど多くの選手を世界大会で優勝に導きました。その著書「食べて勝つ」（講談社）で彼は次のように語っています。

「運動選手はたんぱく質を多く取らなければならないというのは古代からの迷信である。運動選手の中には、プロの選手でさえ必要量の４倍から８倍ものたんぱく質を取っている。運動選手でないあなたも2倍から5倍は食べているだろう。

また、たんぱく質は毒性のある老廃物（アンモニアなど）を発生するので、それらを解毒・排泄するために肝臓と腎臓の負担が大きくなる。更に、老廃物を尿として排泄する時にカリウム・カルシウム・マグネシウムなどの大切なミネラルも尿と一緒に出て行ってしまう。

カリウムは筋肉や血管・神経の働きをコントロールし、カルシウムは筋肉の動きを正常にする。マグネシウムは筋肉の収縮と炭水化物のエネルギーへの変換を促す。従って、たんぱく質を取り過ぎると体に水分とミネラルが足りなくなり、心臓も筋肉も血管も神経もやられてエネルギー欠乏に陥り、運動能力と持久力が落ちてしまうのだ」。

更に続けて、「たんぱく質は1日に40～80ｇ取れば十分なのだ。約１８０ｇの水煮のツナ缶を1缶食べれば、もうそれで45ｇ、ほぼ1日分の必要量に相当する」。１８０ｇのツナ缶には水分や脂肪もあるので、蛋白質としては45ｇという意味です（日本製品の分析とは多少異なります）。ツナや鯖の缶詰1缶が1食分でなくて1日分です。これで運動すれば健康になってスタミナが付くのです。

❐七不思議・・・なぜ牛乳で骨が丈夫にならないのか？

「肉でスタミナ！」が迷信であるように、「牛乳で骨が丈夫になる」も迷信です。肉をほとんど食べなかった昔の青年のほうがスタミナがあったし、牛乳をほとんど飲まなかった昔の子供達のほうが骨は丈夫だったという事実が証明しています。確かに牛乳に多いカゼイン（蛋白質）のおかげで体は大きくなりますが、癌も大きくなることを考えると、肉や牛乳・乳製品は減らして豆腐・納豆・魚介類を増やすほうが健康的です。乳癌が激増中ですから、特に女性は肉食・パン食・牛乳・乳製品を減らして和食を心掛けて欲しいと思います。

七不思議の中に「カルシウム・パラドックス」があります。世界的にカルシウムの摂取量が乏しいのに骨の丈夫な民族・部族がたくさんいます。七不思議ですから、その理由は現代人には理解出来ません。実は骨のために一番重要なのは刺激（動くこと）です。動物は動くと骨が丈夫になるように出来ているのです。

2番目は日光に当たってビタミンDを作ること（冬は1時間、夏は木陰で30分）。3番目は、ビタミンDは腎臓で活性型に変わるので、腎臓のために食べ過ぎ・過労・冷えを避けること。4番目は蛋白質をとり過ぎないこと。腎臓に最も負担になる栄養は蛋白質なので、肉類・牛乳・乳製品は程々に（甘い物・添加物も良くありません）。5番目はミネラルのバランスを取るために野菜・海藻多めの食事にすること。牛乳はとっても、少量にしましょう。

「世界一の美女になるダイエット」（幻冬舎）でミス・ユニバース・ジャパン公式栄養コンサルタント：エリカ・アンギャルは「日本人には乳製品をおすすめしないわ」の中で、「約9割の日本人は、小腸でラクターゼ（乳糖分解酵素）を十分に作れないと推定されており、牛乳や乳製品をうまく消化出来ないのです。人によってはお腹がゴロゴロしたり、ガスがたまったりするほか、アレルギーの原因にもなっている・・・。骨粗鬆症発症率の高い国にはアメリカ、イギリス、スウェーデンなどがあり、いずれも牛乳をたくさん消費する国々です」と書いています。正に世界の七不思議！骨のためにはまず歩くことです。「かかと落とし」も毎日しましょう。

❐肉が沖縄の健康を破壊した！

沖縄は長寿の県で有名でしたが、2000年の平均寿命で男性が26位に転落。今は日本一の肥満県で、糖尿病や高血圧症・心臓病・脳血管障害・認知症が激増しています。

前出の「ちょい太でだいじょうぶ」を読んで驚きました。人口当たりのハンバーガーショップの数は沖縄が全国1位、飲食店の総数も全国1位。肉類の消費も全国1位。食事（摂取エネルギー）に占める動物性蛋白質と脂肪の割合も1位。反対に、海に囲まれていながら魚の消費は全国で最下位。野菜がたくさん取れるのに、緑黄色野菜は36位、根菜類や芋類も最下位というのです。フライドチキンの消費が日本一というのも驚きました。

鎌田医師は沖縄の健康破壊の原因は「肉食が多くなり、野菜と魚を食べなくなったことだ」と簡潔に書いています。ここ20、30年の肉食はひどいものです。肉食が全国1位といっても豚肉ではなく、牛肉と鶏肉です。昔は隣り近所が寄り集まって夜遅くまで飲んで食べて歌って踊って長寿1位でした。

ところが最近は近所づき合いが減り、家族連れで夜の9時、10時からファミレスでビフテキやハンバーグを食べる。固まり易い脂肪をタップリとって帰って寝る。夜中に脳梗塞や心筋梗塞を起こし半身不随、認知症になる中高年が激増しています。若者も飲み会の締めがビフテキです。更に最近は、夜中の2時3時まで子供と一緒に居酒屋で食事という家庭が増えています。睡眠時間の不足で子供の脳の発達も危機的状態です。

そして今は日本国中が「肉食が多くなり、野菜と魚を食べなくなった」人だらけです。手作りの和食（家族の団らん）を取り戻さないと、病人といじめ・犯罪だらけの日本になってしまいそうで本当に心配です。

最近、テレビ・新聞は「老人は肉を食え！」「低栄養で筋肉減少！」と高齢者を脅し続けていますが、肉を増やす前に必ず血液検査をして下さい。検査項目の「総蛋白・アルブミン」が低い人は栄養失調かも知れないので肉を増やしても結構ですが、検査もせずに勝手に肉を増やしたら危険です。

また、蛋白質は肉だけではありません。元々日本人は豆腐・納豆・魚介類で長寿世界一だったのですから、まず一番安全で癌になりにくい豆腐・納豆を増やすこと。次に血液をサラサラにするEPA・DHAの多い魚介類を増やす。血液をドロドロにする肉・牛乳は一番最後です。この順番が逆になっているので脳梗塞・心筋梗塞・癌・認知症などが増え続けるのだと思います。

半信半疑のすすめ 6

【ためしてガックン！】

7、8年前にNHKで「老人は肉を食え！」をやっていた。秋田県のある村で、老人が肉を増やしたら平均寿命が延びたと。しかし、その老人達は運動をしていました。肉を増やしても運動しなければ逆効果で、心筋梗塞や脳梗塞・癌・認知症を増やします。残念なのは、肉を増やした群と魚を増やした群、豆腐・納豆を増やした群で比較すべきなのに、いつも肉！熱中症もそうです。信州大の学生を使って「熱中症に牛乳効果」とやりましたが、やはり牛乳・豆乳・野菜ジュースくらいに分けて比較すべきだと思う。

❐長寿1位になった長野県の秘密

「ちょい太でだいじょうぶ」の素晴らしいのは、後半部に解決方法が書いてあることです。

長野は男女合わせて長寿1位の県になりました。鎌田医師の前には、農村医学を確立された佐久総合病院の若月俊一医師が「予防は治療に優る」という信念で若い医師らと共に往診に出かけ、住民に生活習慣・食習慣の改善を指導しました。

また保健補導員制度（子育てが一段落した40代、50代の女性の健康指導員育成）が自然発生的に広まり、彼女らが家々を回って地域の人達に食改善（減塩や野菜・海藻の大切さ）や健康的な生活（運動の必要性や冷暖房の注意等々）のアドバイスを続けました。

最も素晴らしいのは、長寿1位でありながら老人医療費が極めて少ない県なのです。薬漬けや寝たきり老人の少ない県です。更に、長寿1位なのに百歳老人はあまり多くありません。90歳、95歳でピンピンコロリの老人が多いのです。長野で農家の方がこんな話をしてくれました。「家の爺ちゃん95歳で元気で元気で、今じゃ畑が生き甲斐で毎朝畑に行くのはいいけど、お昼になっても帰って来ません。

いつも畑で昼寝してるんです。その日もお昼に起こしに行ったら、やっぱり寝てました。でも、いくら呼んでも叩いても起きて来ませんでした。死んでました。幸せそうな死に顔でした」。何という幸せでしょう。お爺ちゃんは昼寝するつもりで天国に行けたのです。

一銭たりとも医療費も介護費も使っていません。お嫁さんは1秒たりとも介護をしていません。奥さんも家族誰一人として介護をしていないのです。これが老人の幸せ、家族の幸せ、否、人間の一番の幸せではないでしょうか。

長野県に出来て他の県で出来ない訳がありません。国は日本国中が長野県に近づくような政策を立てて欲しいと思います。

長野県の長寿1位に貢献したのが寒天料理です。例えば「寒天トマト」。お茶受けで漬け物ばかり食べないで寒天トマト、食事の時にも寒天トマト。寒天（海藻）はナトリウム（塩分）をどんどん排泄してくれます。便通も良くしてくれます。便通が良くなると腸がきれいになり、血液もきれいになって免疫力が高まります。

トマトにはβ-カロテンやリコペンなどが豊富で、老化防止や若返り、免疫力の強化にも役立ちます。でも寒天トマトである必要はありません。野菜と海藻を多めに食べれば良いのです。しかし、最近は長野県でも寝たきり老人が増加とのこと。原因は食の欧米化（肉食・パン食）と加工食品の蔓延と言われています。

❐健康長寿食の条件：6カ条

野菜・海藻が良いということは、長寿学者：近藤正二先生も強調されていました。先生は昭和10年から45年の35年間、日本の長寿村・短命村、全国990カ町村を自分の足で訪ね歩き、長寿村の条件を6カ条にまとめました。
①まず野菜をたくさん食べている。特に人参をよく食べている。
②海藻をよく食べている。海藻をたくさん食べている村々には脳血管障害が極めて少なかった。
③芋類をよく食べている。
④ご飯は白米だけの所は少なく、麦や雑穀を混ぜた所が多かった。
⑤大豆製品（豆腐・納豆・味噌など）や小魚をよく食べている。
⑥ゴマをよく食べている。
以上の6つです。
①②から、やはり野菜・海藻の重要性が分かると思います。③はマクガバン報告でも強調していたように芋などの複合澱粉（ビタミン・ミネラル・食物繊維が同時にとれる炭水化物）が良いということです。
④これも「穀類の50％は未精白にしなさい」というアメリカの提案と一致しています。⑤大豆は肉に優る健康的な蛋白源で、小魚にはカルシウムなどのミネラルが豊富です。⑥ゴマには植物性の蛋白・脂肪が多く、ビタミン・ミネラル・食物繊維も豊富で健康作りには欠かせません。

❐人の寿命は食べた野菜の量に比例する

沖縄と同じ健康破壊が山梨県棡原《ゆずりはら》村でも起きました。戦後の話です。棡原村は周りを山に囲まれ、水田は無く、主食は大麦や小麦・雑穀・芋類、そして副食もほとんどが野菜・大豆・豆腐・納豆・味噌で、時々川魚を食べる程度の食事でした。村人は急斜面の畑作とその上り下りで足腰が鍛えられ、早寝早起きをし、助け合って楽しく暮らしていて健康長寿でした。

ところが、昭和28年に立派な道路が開通し、バスやトラックが来るようになって長寿村は崩壊しました。バスやトラックと一緒に悪魔?がやって来たのです。理性では押さえ切れない食欲という悪魔によって村の食生活は一変しました。老人は昔ながらの食事を続けましたが、若者が白米・白パン・肉・卵・牛乳・砂糖・油脂とその加工品（ハムやソーセージ・ヨーグルト・菓子類など）に飛び付いたのです。

そして10年もしないうちに働き盛りの中年層がバタバタと倒れ始めました。80、90の爺ちゃん婆ちゃんが子や孫の葬式を出すという「逆さ仏」が増え、長寿村は破壊されました。何という悲劇でしょう。

長寿村崩壊の原因は、この経緯を見てきた古守豊甫医師と岩手大学：鷹嘴テル教授との共著「長寿村・短命化の教訓」（樹心社）に詳しく書かれています。結論は今の日本と全く同じで、食の欧米化と加工食品・和食離れが長寿村を破壊したのです。「沖縄ショック」も同じでした。いかに肉・卵・牛乳・砂糖・油脂の多い欧米食が食欲をそそり、伝統食を破壊して人々の心と体を破壊するものなのか。

マクガバン報告以降、かなりの欧米人は肉・卵・牛乳などに片寄った食事の害に気づき始めましたが、長寿世界一の日本ではテレビも新聞もほとんど知らせないので、癌死亡率が欧米を追い越す勢いです。私は「肉・卵・牛乳・砂糖・油脂」をとってはいけないなんて一言も言っていません。でも、あまりにも多すぎると思います。

古守医師は「人の寿命は食べた野菜の量に比例する！」と言いました。実に素晴らしい言葉です。肉・卵・牛乳などの動物性蛋白がほとんどとれなかった時代でも、日本人は米や麦・雑穀・そば・大豆・胡麻などから蛋白質や脂質をとり、野菜・海藻・茸などからビタミン・ミネラル・食物繊維をしっかりとって来ました。

それら植物性食品はファイトケミカル（植物性生理活性物質）の宝庫です。近年注目されているファイトケミカルにはβ－カロテンやリコペン・ルテイン・カテキンやイソフラボン・β－グルカン・フェルラ酸・ギャバ等々1万種類もあります。これらの抗酸化作用や抗癌作用によって若さが保たれ、免疫力が高められ、老化も遅くて日本人は長寿世界一でした。長寿の長野県は、成人男女の野菜の摂取量が日本一で、「人の寿命は食べた野菜の量に比例する」の通りでした。

【世界は野菜を食べている】

長寿世界一の日本人が野菜をたくさん食べているのが分かり、アメリカは1日5皿運動（1日に5皿：350ｇ以上の野菜・果物）を進めました。その結果、野菜の摂取量は1995年に日本人より多くなったというから驚きます。更に驚くのは、今や世界30以上の国々が1日5皿運動を進め、フランスは10皿、スペインは7皿、デンマークは6皿・・・。欧米で癌死亡率が下がる訳です。野菜が美容と健康、癌の予防・治療に不可欠というのは今や世界の流れです。

3　食の自然法則

医聖：ヒポクラテスは「人は自然から遠ざかるほど病気に近づく」と言いました。元禄時代には自然な玄米よりも不自然な白米食が流行して多くの人が脚気で死にました。沖縄県も山梨県棡原村も伝統的な和食の崩壊によって健康長寿が破壊されました。現代人も不自然な添加物だらけの加工食品や肉食・パン食の過剰で多くの人が病気で苦しんでいます。健康に近づくには、まず食事を自然法則に近づけるのが早道です。「食の自然法則」＝「食の三原則」とは

⑴適応食⑵身土不二⑶一物全体食の３つです。

日本綜合医学会の岩崎輝明元理事長は、この「食の三原則」を「食事道」と名付けて啓蒙に努めました。日本には柔道・剣道・茶道・華道・書道等の道があり、その道に励んでいると心も体も磨かれます。「食にも道がある。和食を復活させ、心身共に健康な人を増やして日本の医療費を減らしたい」と語っていました。

⑴適応食とはそれぞれの動物には適した食べ物があるということで、パンダは笹の葉、コアラはユーカリが適応食です。人間の適応食は、歯の形や腸の長さから間違いなく穀類・芋類・豆類・野菜・海藻中心で、少しの肉・魚です。永久歯32本中、穀類・芋類・豆類用の臼歯が20本、野菜・海藻用の門歯が８本、肉・魚用の犬歯が４本で⑤：②：①ですから、昔ながらの和食が

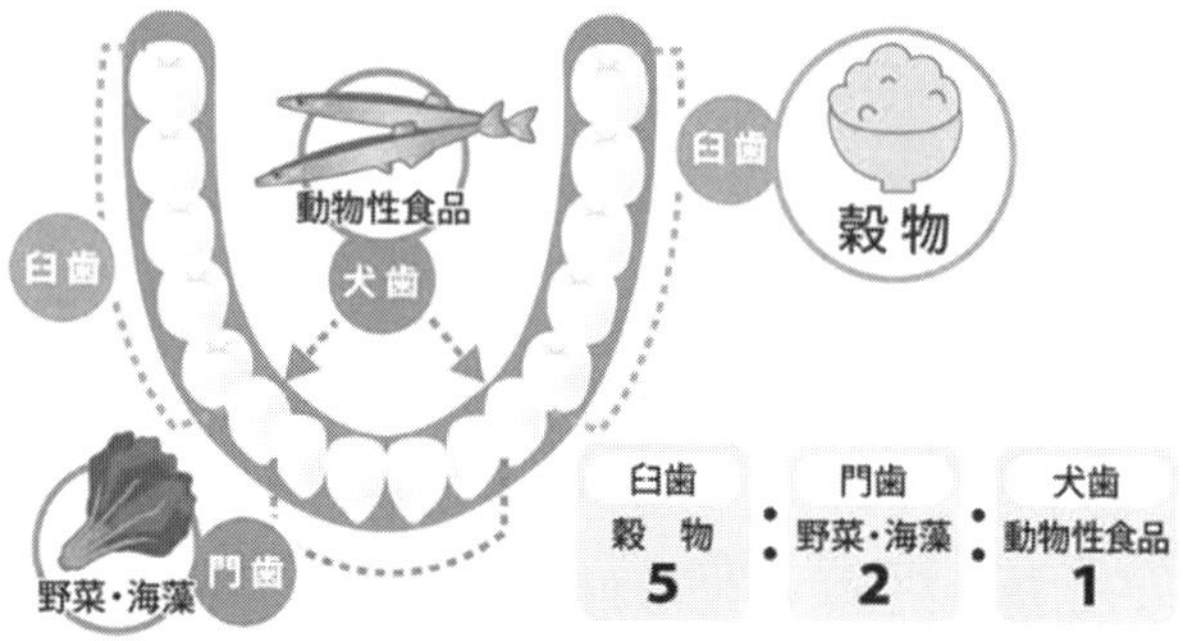

図4　歯が示す人間本来の食事バランス

最も適していると思います。肉食動物は、肉が消化の途中で発生する毒（インドール・フェノール・アンモニアなど）を早く排泄するために腸が短く、草食動物は食物繊維をゆっくり消化（発酵）するために腸が長い。穀類・芋類・野菜多めで肉も食べる人間の腸の長さは丁度その中間で、特に腸が長めの日本人は欧米人よりも肉を少なめに、野菜・海藻を多めに食べるように作られています。

パンダは笹の葉、コアラはユーカリ、日本人は和食です。しかし、今は肉類や揚げ物が多すぎます。味噌にバターを混ぜる料理人さえいます。味さえ良ければ何でもいいのでしょう。ご飯に味噌汁、副食は煮物中心の伝統的な和食に心掛けて頂きたいと思います。

❐色々食べると病気が増える！

動物も人間も、先祖代々食べて来たもので生きるように出来ています。パプアニューギニアの人達は数千年来、食事の約８割が芋で２割が野菜・果物・魚でした。ところが近年、急に肉・卵・牛乳・砂糖・油脂・白パン・コーヒーなどをとるようになり糖尿病が激増、中国やインド、更にアフリカ諸国でも独立後に糖尿病が激増しています。

日本の糖尿病や高血圧症・癌などの激増も同じで、伝統食を無視して急に肉やパン・牛乳・砂糖などを増やすと病気が増えるということは世界中の人達が人体実験で証明しています。

誰でも「色々食べるのが良い」と思っていますが、それは錯覚です。偏食はもちろんいけませんが、色々食べるのも一長一短です。色々食べようとするとどうしても食べ過ぎます。それで肥満と糖尿病が増えたので、国は２０００年に「１日30品目」を廃止しましたが、もちろん、これもテレビや新聞は報道しません。

私は成人するまで、朝は決まってご飯と納豆、具沢山の味噌汁、漬け物でした。偏食でしょうか。これこそが日本人の最高の適応食＝健康長寿食です。栄養満点です。ところが現代人の朝食はほとんどパンと目玉焼きと牛乳（コーヒー）ですが、これはひどい偏食です。こんな偏食ではビタミン・ミネラル・食物繊維・ファイトケミカル・酵素不足は明らかです。そして昼や夜に肉類がどっと増える訳ですから救いようがありません。

日本人は「肉・卵・牛乳・砂糖・油脂」を食べ慣れていません。食べ慣れていない物には細胞や内臓が反発して活性酸素が増え、悪玉菌も増えます。ですから食べ慣れていない肉・卵・牛乳（乳製品）・砂糖・油脂・農薬・添加物・輸入食品・遺伝子組み換え食品などは極力減らして下さい。色々食べて良いのは旬の物・その土地の物（野菜・芋類）、もう少し広げても国内産の物です。これを「身土不二」と言います。

半信半疑のすすめ 8

【EPA・DHAを体で作れる人、作れない人】

青魚に多いEPA・DHAは血液をサラサラにして血栓が出来るのを防ぐ。だから脳梗塞や心筋梗塞は日本人には少なかった。しかし、和食離れ魚離れで梗塞症は増加中です。

驚いた事に、魚の少ない肉食民族は自分の体でEPA・DHAを合成する能力が高いそうです。でも肉食過剰で心筋梗塞が多い。逆に、EPA・DHAを魚からとって来た日本人の合成能力は低く、14%～15%の人は合成出来ないそうです。現代人は魚から急に肉食中心になったので脳梗塞や心筋梗塞が増えたのです。和食離れ・魚離れは大変に危険です。

❒土地の物・旬の物を食べる

⑵身土不二とは「生まれ育った土地で採れる物、季節（旬）の物を食べていれば健康でいられる」という教えで、身体と風土は1つ（不二）で、深い関係にあるということです。

北（冬）に採れる物を食べていれば寒さに強くなり、南（夏）に採れる物を食べれば暑さに強くなる訳です。冬の根菜類や芋類、鍋物などは体を温め、夏のトマトやキウリ、スイカなどは体を冷やし夏の暑さに負けない体にしてくれます。

これが自然の摂理です。ところが今は1年中、色々な物を食べています。特に南（夏）に採れる果物や砂糖・コーヒー・ジュース・トマト・キウリなどを毎日のようにとっているので冷え症の人が多いのです。なるべく旬の物、土地の物を食べましょう。旬の物は安くてビタミンやミネラルが豊富で、旨味があって輸入食品よりはるかに安全です。国内産の無農薬の野菜は最も安全ですが、値段はやや高くなります。でも時々は無農薬野菜を買って下さい。でないと安心・安全な野菜を作る人がいなくなります。

良心的農業を守るためにも時々は無農薬野菜を買って頂きたいと思います。（欧米にはこういう意識の人が多いようです）。体に悪い間食や飽食美食を多少減らせば家計にも響きません。やや高いので少量しか買いませんから自然と少食になります。皮も葉も使えるので無駄がありません。無農薬野菜は一石二鳥、三鳥です。

❐丸ごと食べれば栄養満点

牛乳	110mg	(牛乳の)	うるめ鰯(丸干し)	570mg	5.2倍
ヨーグルト	120mg	1.1倍	昆布	710mg	6.5倍
小松菜	170mg	1.5倍	わかめ	780mg	7.1倍
蜆	240mg	2.2倍	ひじき	1000mg	9.1倍
大根(葉)	260mg	2.4倍	胡麻	1200mg	11倍
切り干し大根	500mg	4.5倍	干し桜海老	2000mg	18倍
しらす干し	520mg	4.7倍	干し海老	7100mg	65倍

表３　食品100ｇ中のカルシウム含有量の比較
（７訂日本食品標準成分表参照）

⑶一物全体食とは「自然が与えてくれた食べ物は丸ごと感謝して頂きましょう」ということです。丸ごと食べることで「食べ物の生命」すべてを頂くことが出来ます。自然と栄養のバランスが取れます。生命は全体で１つです。大根も全体を食べれば、根に少ないカルシウムやマグネシウム、鉄や葉緑素などを葉からタップリとれます。大きな魚の切り身や刺身にはカルシウムやコラーゲンは少ないのですが、小魚を丸ごと食べるとカルシウムやコラーゲン・ＥＰＡ・ＤＨＡ・マンガン・亜鉛などが一度にとれます。「煮凝り」をご存知ですか。魚の煮汁が冷えて固まってゼリーのようになったもので、これはコラーゲンの塊です。

表３を見て下さい。食品１００ｇ中のカルシウムを見ると、しらす干しには牛乳の約５倍、わかめには牛乳の７倍、ひじきには９倍、胡麻には11倍、干し海老には何と牛乳の65倍のカルシウムがあります。本当に骨が心配な方は、これらの食品を朝・昼・晩と少しずつ、しっかり食べましょう。

❏スーパーフードの王者：玄米は不妊症も治す！

一物全体食は玄米を見るとはっきり分かります。玄米も白米もカロリーはほとんど同じですが、ビタミン・ミネラル・ファイトケミカル・食物繊維などは、白米には玄米の1/10くらいしかありません。冷え症や不妊症を改善するビタミンEも、認知症を防ぐギャバも、デトックス効果の高い食物繊維も、癌を予防・改善するフィチン酸やアラビノキシランも、美白効果のあるフェルラ酸も白米にはほとんどありません。

図5は玄米と白米の比較ですが、玄米がいかに栄養豊富であるかが分かります。近年、玄米の研究は欧米のほうが盛んで、米糠には認知症の予防効果がある。フェルラ酸にもアルツハイマーの予防効果がある。フィチン酸は癌細胞を正常細胞に戻す働きもあるなど、玄米の知られざる効果が次から次へと発見されています（63ページの新聞記事の通りです）。

エリカ・アンギャルさんは「世界の美女はもう白いもの（白米や白パン・白砂糖）を食べるのを止めています」と述べています。美人になるにも、健康になるにも、癌や認知症の予防・治療のためにも玄米・雑穀は役立ちます。「転ばぬ先の杖」のつもりで、最低1日1回は玄米を食べましょう。お粥でも、穀乳にして煮物や汁物に混ぜても結構です。

食物繊維の世界的権威：バーキット博士は「繊維の種類からすると、簡単にとれる果物・生野菜よりも根菜類・芋類・海藻類のほうがパワーが強く、豆類はもっと強力で、穀類が最強

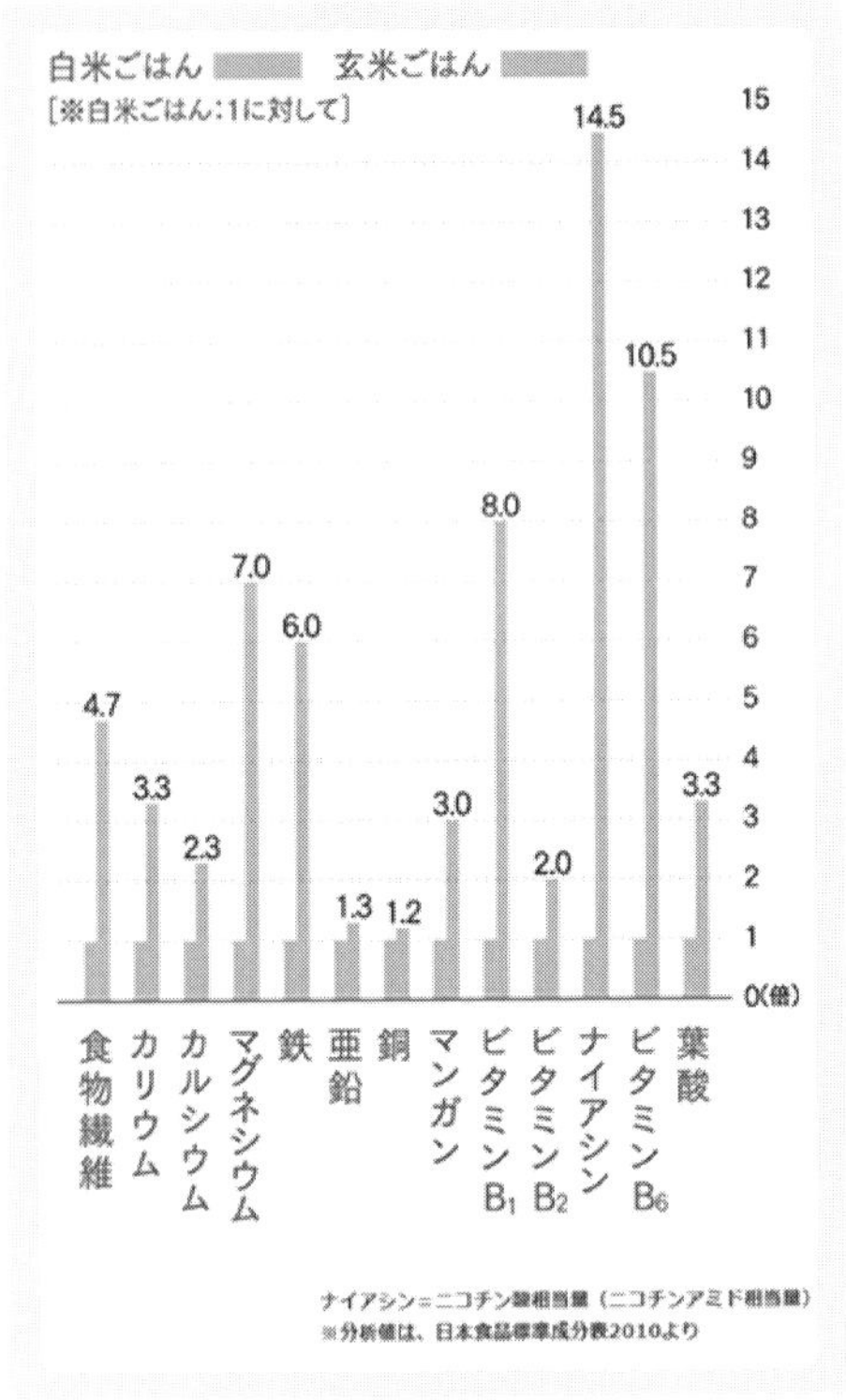

図5　玄米と白米の栄養比較

である。穀類の繊維をとらなかったら癌は予防出来ない」とまで言っています。

「がん患者は玄米を食べなさい」（琉球大学名誉教授：伊藤悦男著、現代書林）という本も出ています。栄養が豊富で健康に良くて排泄力も強く、抗癌力もあり脳血管にも糖尿病にも良い。玄米は栄養補給とダイエット・デトックス・病気の予防・改善などが同時に出来る奇跡の主食だと私は思います。

　なぜこんなにたくさんの働きがあるのか。玄米に

認知症改善に米ぬか「フェルラ酸」

米ぬかから抽出された天然のポリフェノールのフェルラ酸に、アルツハイマー病患者の認知機能の低下を抑える効果がある、という臨床試験結果が26日、和歌山市であった国際シンポジウム「コメと疾病予防」で発表された。

④ 2008年10月27日 朝日新聞

米ぬか 認知症予防の働き

名古屋市立大学の岡嶋研二教授は、「コメと疾病予防」の国際シンポジウムで、米ぬかの成分に認知症を予防する働きがあることを明らかにした。岡嶋教授は「玄米や胚芽米を食べることで、認知機能の低下を抑制出来る」と報告した。

⑤ 2008年10月27日 日本農業新聞

は人間（37兆個の細胞）が必要とする栄養が豊富に含まれているからです。正に玄米は「食の自然法則（適応食・身土不二・一物全体食）」に合致した世界最高の主食と言っても過言ではありません。医師・栄養士らによって書かれた「玄米のエビデンス」（キラ・ジェンヌ社）を是非お読み下さい。科学的な根拠（エビデンス）を知りたい方は必読だと思います。

不妊症にも玄米です。

栄養士の広瀬俊子先生は「不妊症の女性は洋食好き

の方が多いですね。朝はパンとコーヒー、フルーツにヨーグルト、昼はサンドウィッチと牛乳、夜はパスタとワインにチーズ、生野菜・・・。これでは子供は出来ません。だから夫婦一緒に来て貰って、和食中心の食事、出来るだけ玄米と味噌汁をとるように勧めます。ご夫婦でちゃんと実行すると1年以内に6割くらいの方に赤ちゃんが出来ます」と話していました。

玄米の胚芽にあるビタミンEが不妊症や冷え症に良いのは常識ですが、ビタミン・ミネラル・食物繊維などが豊富な玄米食で便通が良くなり、腸と血液がきれいになれば全身が健康になって妊娠し易くなるのは当たり前です。今、若い女性は健康に良い食事をしているでしょうか。不妊治療で食事の注意をする医師がいるでしょうか。生殖器だけを健康にする方法なんてありません。全身を健康にすべきなのに全てが悪循環です。

新潟の朱鷺は適応食（どじょう等）が食べられなくなって不妊症になって絶滅しましたが、無農薬の不耕起農法で田んぼが復活し、適応食が食べられるようになると不妊症も無くなりました（放鳥の成功）。日本人も「和食・玄米食」で不妊症を減らして欲しいと思います。

❐老化を遅くする世界最高の主食：玄米

なぜ世界の美女達は玄米食をするのか？「玄米が最も老化を遅くする世界最高の主食」だからです。世界を目指す美女達は真剣です。インターネットなどでそれを知れば実行しないではいられません。

現在、多くの学者が指摘する老化の二大原因は①酸化と②糖化です。「美容と健康のために暴飲暴食や過労・ストレス・寝不足などを避けなさい」とよく言われますが、それは暴飲暴食などが全身の細胞・組織を強力に酸化、糖化させ、肌ばかりでなく血管・筋肉・神経・内臓等々を傷つけて私達を体調不良から老化へと引きずり込むからです。

ですから若さと健康を保ち老化を遅くするには、酸化と糖化を同時に防ぐことが出来る玄米は絶対に欠かせません。

❑酸化を防ぐ抗酸化物質

酸化を起こす大きな原因は活性酸素です。活性酸素は病原菌を殺すという良い働きをしますが、過剰になると健全な細胞まで傷つけ体を酸化＝老化させます。例えば、暴飲暴食がいけないのは、過食で腸内細菌（善玉菌と悪玉菌）のバランスが崩れ、腸内環境が悪化して血液が汚れ、活性酸素が大量に発生するからです。すると免疫力が低下します。また、交感神経の緊張状態が続いても全身で活性酸素が増えるので、過労やストレス・寝不足なども避けるべきなのです。

しかし、過労やストレス・寝不足ゼロの生活はなかなか出来ません。そこで重要なのが抗酸化力の強いビタミンやミネラル・ファイトケミカルをタップリとることです。それには具沢山の味噌汁や煮物が最高で、過労やストレスが続いている時こそ玄米・野菜・海藻・豆類をとることをお勧めします。逆に、飽食美食（甘い物やアルコール・肉類など）でごまかしていると全身で酸化がどんどん進んでしまいます。

抗酸化物質の中でもトップクラスなのがフィチン酸です。以前、「大賀蓮」が話題になりました。２０００年も前の縄文の遺跡から発見された蓮の種が発芽して花が咲いたのです。実は、種子類の胚芽や表皮に含まれるフィチン酸は種の命を何千年と酸化から守る力（抗酸化力）があり、これが人間をも酸化から守り美容と健康、動脈硬化や心筋梗塞・認知症等の予防・改善に役立つのです。

フィチン酸の多い穀類・種子類には玄米・胡麻・大豆などがあります。時々話題になるスーパーフードもほとんどが種です。種は栄養が完璧だから土に落ちて芽が出ます。玄米や雑穀・大豆・胡麻などは毎日食べて頂きたいと思います。

かつてフィチン酸は鉄やカルシウムなどを便に出してしまうという理由で玄米食を否定する人もいましたが、２０１５年、アイオワ大学やコロラド大学のグループはフィチン酸による悪影響はほとんど無い、むしろ癌や血栓・貧血などの予防効果があると専門誌に発表しました。自信を持って玄米食を続けて下さい。

「玄米の農薬が気になる」と言う方もいますが、食物繊維やフィチン酸・ビタミン・ミネラルなどの働きでしっかり解毒・排泄されるので心配ありません。心配な方は是非、無農薬の玄米を求めて下さい。

また、農薬は玄米だけではありません。野菜や果物などの農薬、肉類・魚介類のダイオキシンや水銀なども要注意です。肉や魚にはデトックス成分はほとんどありませんから、食物繊維や葉緑素・フィチン酸・ビタミン・ミネラル・酵素などが豊富な玄米・野菜・海藻類の力を借りて、少しでも有害物質をデトックスして欲しいと思います。

❐癌細胞を正常細胞に戻すフィチン酸

「天然抗ガン物質IP6の驚異」（講談社）には驚きました。フィチン酸は抗酸化力が強いばかりでなく、癌細胞を正常細胞に戻すというのです。例えば、女性にとって乳房は「女の命」と言われますが、乳癌が乳房を切除せずに治れば最高です。フィチン酸にそんな力があるようです。

フィチンなどのイノシトール類は37兆個の全細胞に存在し、多くの生命活動に関与しています。フィチン酸は特に膜に多く、細胞分裂の速さを調整しています。癌細胞は分裂が異常に速い細胞です。分裂が異常に速い細胞は未熟でしょうか、成熟した細胞でしょうか?未熟な細胞です。未熟な細胞は異常に増殖して有害細胞群になり、これが癌（腫瘍）になります。

フィチン酸はこの未熟な細胞に対して、「元のようにゆっくり分裂しなさい」と命令します。分裂がゆるやかになると成熟した細胞になります。癌細胞が正常細胞に戻るのです。玄米に多いフィチン酸は癌の治療にはもちろん、予防にも健康増進にも役立ちます。

フィチン酸（ＩＰ６）は食べ物の成分ですから副作用は全くありません。強力な抗酸化作用で酸化＝老化を防ぎ、血栓の素になる血管のプラーク（ごみ）も掃除してくれるので脳・血管・心臓疾患の予防・改善にも役立ちます。この本の裏表紙には「米や小麦、豆類などの、いわゆる穀物繊維の成分イノシトール６リン酸（ＩＰ６）は、活性酸素を抑え、ＤＮＡを守り、生体防御効果を高める。大腸ガン、肝ガン、乳ガン、肺ガンなどへの抗ガン効果、心臓・血管疾患の予防効果まで、検証・報告されている」と書かれています。

❐糖化を防ぐ食物繊維

糖化とは、人間の体を作っている蛋白質が糖と結合して細胞・組織が劣化することです。例えば、美容と健康の源のように言われているコラーゲン（蛋白質）も、ブドウ糖が付着して劣化すると古いゴムのように弾力性を失い、肌は張りを失ってシワが増えます。血管も若さを失って動脈硬化が進み、脳梗塞や心筋梗塞が起こりやすくなります。

ところで、私達の体（全身の細胞・血管・神経・内臓等々）は主に蛋白質で出来ていて、ブドウ糖は血糖として全身を巡っているので、誰も糖化をゼロには出来ません。しかし活性酸素と同じで、ブドウ糖が多すぎると糖化＝老化が早く進みます。だからブドウ糖が多すぎる糖尿病の人のほうが動脈硬化が早い、脳梗塞・心筋梗塞になりやすく、癌や認知症も多いのです。

その糖尿病（高血糖）を防ぐにはどうすれば良いのか。簡単です。消化・吸収を遅くする食べ物を多めにとれば良いのです。玄米雑穀・豆類・海藻・野菜（牛蒡・蓮根・こんにゃく・小松菜・大根葉・筍・茸など）をしっかり食べれば糖化＝老化を遅く出来ます。

逆に消化・吸収の早い白米・白パン・白砂糖（三白）は高血糖になり易く、糖化が早まるので「世界の美女はもう白いものを食べるのを止めています」と言われる訳です。三白と牛乳・乳製品の少ない玄米自然食のほうが美容と健康に良いのは当然だと思います。

糖化によって出来る有害物質を終末糖化産物（ＡＧＥｓ：エイジズ）と言います。実は私達の体はこのＡＧＥｓを解毒・分解しようと活性酸素を大量に発生させるので（＝酸化促進）、ＡＧＥｓは全身の老化を更に進めます。この酸化を抑えるのが抗酸化物質で、糖化を抑えるのが食物繊維ですから、この両方（抗酸化物質と食物繊維）を豊富に含む玄米や野菜がいかに老化防止に良い食べ物であるかが分かります。ＡＧＥｓは調理の仕方によっても増減します。例えば、鶏肉は水炊きや煮物ではＡＧＥｓはあまり出来ませんが、フライパンなどで炒めたり焼いたりすると煮物の5倍以上のＡＧＥｓが、揚げ物にすると10倍以上のＡＧＥｓが出来ます。冷めた揚げ物をレンジで温め直すのは最悪です。

現代人は近年、急に唐揚げや炒め物・レンジを使った料理・加工食品を多く食べるようになりましたが、体の中では酸化＋糖化＝超老化が進んでいると思われます。煮物を増やしましょう。煮物なら温め直しても美味しくて安全です。

❐奇跡を起こすなら玄米！ ～原爆に勝った玄米と味噌汁～

長崎の原爆炸裂直後から献身的に被爆者の救済に尽くされた聖フランシスコ病院の秋月辰一郎医師は、「昭和20年8月9日の原子爆弾は長崎市内を大半灰燼にし、数万の人々を殺した。爆心地より1・8キロメートルの私の病院は、死の灰の中に、廃墟として残った。私と私の病院の仲間は、焼き出された患者を治療しながら働きつづけた。私たちの病院は、長崎市内の味噌・醤油の倉庫にもなっていた。玄米と味噌は豊富であった。さらにわかめもたくさん保存していたのである。その時私といっしょに、患者の救助、付近の人びとの治療に当たった従業員に、いわゆる原爆症が出ないのは、その原因の1つは、『わかめの味噌汁』であったと私は確信している」と著書「体質と食物」（クリエー出版）に書かれています。

「わかめの味噌汁と玄米食」で自分の心臓病や結核が治ったと確信していた秋月医師は、日頃からスタッフ全員に「わかめの味噌汁と玄米食」を勧め、砂糖は避けるように指導していました。そのおかげか、医師・看護師らは多くの被爆者を救うために獅子奮迅の働きをし、その後も原爆症を発症した医療スタッフは1人もいませんでした。

味噌の蛋白質やビタミン・ミネラル・酵素、わかめのヨウ素やカルシウム、玄米のビタミン・ミネラル・ファイトケミカル・食物繊維等々の総合力が放射能の害を抑えたとしか考えられません。広島では、9歳で被爆した少女が玄米食で奇跡的に回復し、結婚されて7人もの子宝に恵まれました。

佐和子さんは校庭で遊んでいる時に原子爆弾の爆風に飛ばされ、ある家の屋根から転がり落ちて我に帰りました。全身大やけどながら、必死で探す母親に見つけ出されました。全身に水を掛けられ、病院に運ばれ即入院。奇跡的に一命を取り留めたものの、ケロイド（火傷の傷跡）は切っても切っても盛り上がり、夏場はその傷口からウジが湧いて辛かったといいます。

「勉強して原爆・放射能の研究者になりたい」と彼女は猛勉強をして大学に入り、研究一筋の生活を続けました。しかし、原爆症の症状が出て来て白血球も肝機能も低下しました。そこで玄米食をしていた平賀先生と巡り合います。先生は佐和子さんを山へ連れ出して山菜や薬草を取りに行き、「玄米食で治らない病気はない。玄米を食べれば原爆症だって治る」と佐和子さんを励ましました。

その言葉を信じて玄米食を始めた佐和子さんの体に、数カ月で変化が起きました。ケロイドの皮膚がポロポロと剥がれ落ち、その後、顔の黒さも髪の毛・眉毛も元通りに戻りました。そして平賀先生と結婚し、何と7人の丈夫な赤ちゃんを生み育てたのです。これも生命力のある玄米や野菜・海藻類の総合力の賜物だと思います。「奇跡を起こすなら玄米！」です。

半信半疑のすすめ 9

【こんな奇跡が起こるのか？】

認知症の山梨の女性が倒れた。診断の結果、軽い脳出血と脳梗塞を同時に起こしていた。治療法が無いので数日後、自宅に帰された。出血を止める薬は脳梗塞を悪化させ、血栓を溶かす薬は脳出血を悪化させるからです。家族は窮余の一策で玄米発酵食を多めに食べさせた。

すると快便が続き、２カ月程で手足のしびれや言語障害が治ってしまった。玄米発酵食が出血を止め、血栓も溶かしたのです。大豆発酵食（納豆）でも治ったかも知れない。ビタミンKが出血を止め、ナットウキナーゼが血栓を溶かすからです。

4　腸内細菌が心と体を決める

数年前からよく耳にするのが「免疫の7、8割は腸にあり」という言葉です。消化・吸収・排泄だけでなく、腸は病気の予防・治療に重要な働きをしていることが分かって来ています。

また、「セロトニンの95％が腸で作られている」にも驚きました。セロトニンは私達の気持ちを明るくしたり暗くしたりする脳内ホルモンの1つで、うつ病はセロトニン不足と言われています。そして脳内ホルモンは当然、脳で作られていると思っていましたが、実はセロトニンの前駆物質の95％は腸で作られているというのです。

ですから、薬で5年も10年も治らなかったうつ病が、腸内環境を整えることで数カ月で完治するという症例も出始めています。（九州大学医学部・須藤教授らの報告。）ということは、近年のうつ病急増の原因はストレスと和食離れ（野菜不足と肉の食べ過ぎによる腸内環境の悪化）のダブルパンチだったのです。うつ病の予防・改善のためにはストレス解消と共に、善玉菌を増やす野菜タップリの和食、肉より魚の食生活に心掛けることが大切だと思います。

❐人の性格まで変える腸内細菌

２０１５年2月のＮＨＫスペシャル「腸内フローラ」は非常に衝撃的でした。腸内細菌の善し悪しが精神と肉体の善し悪しに深く関係していることを明らかにしたのです。

私が前から訴えて来た「食べ物ほど心と体に影響するものはない」という真実は、まだ数10年は科学的には証明出来ないと思っていましたが、もう数年前に腸内細菌の研究によって解明されていました。食事の善し悪しが腸内環境の善し悪しを決め、その腸内環境の善し悪しが心と体の善し悪しを決めていたのです。

こんな実験が紹介されました。活発に動き回るマウスと臆病でオドオドしているマウスの互いの腸内細菌を交換（移植）すると、活発なマウスが臆病になり、臆病なマウスが活発になったのです。

活発か臆病かの性格も腸内細菌が決めている！信じられないような実験ですが、セロトニンの前駆物質の95％が腸で作られているのですから、性格の明るい暗いも、うつ病になるならないも腸内細菌が決めていても全然不思議ではありません。腸内細菌の影響は私達の想像をはるかに超えるほど大きいようです。

また、短鎖脂肪酸という物質を作る腸内細菌も紹介されました。食物繊維を餌として増える善玉菌が作る短鎖脂肪酸は肥満を防ぎ、インスリンの分泌量を増やして糖尿病を予防し、アレルギーや自己免疫疾患にも有効だというのです。

更に、いまアメリカでは抗生物質の乱用による善玉菌の死滅と悪玉菌の異常増殖で偽膜性腸炎という難病が増えていて、効く薬が無いので毎年3万人が死亡していますが、この難病患者の腸に健康な人の腸内細菌を注入する「糞便移植」を行うと、約90%の人が完治するという結果も紹介されました。この難病には、薬よりも善玉菌のほうが効くということです。

「腸内環境を整えればダイエットから若返り、うつ病・高血圧症・糖尿病・癌・認知症などほとんどの病気が改善出来る」という時代が来るような気がします。癌で不安な毎日を送っている方は、抗癌剤治療よりも健康な家族から腸内細菌を貰うほうがはるかに安全で有効だと思います。ただし癌も食原病ですから、その後は腸内環境が悪化しないように「玄米自然食」に努めて頂きたいと思います。（現代医学が本格的に採用しないのは残念なことです。）

❐食は命なり！食は運命なり！

「食は運命なり」。これは江戸時代の観相学（占い）の大家：水野南北の言葉です。南北は幼くして両親と死別し叔父に育てられますが、不良になってしまいました。18の時に酒代欲しさに泥棒し牢屋に入り、そこで罪人達の人相の悪さに驚きました。

牢屋を出て、町中で占い師に声を掛けられ人相を観てもらうと、「あなたの顔には険難の相

（死相）が出ております。1年以内に死にますぞ！」と言われました。死にたくない南北が「どうすればいいのか」と尋ねると、「仏門に入りなさい」。そこで南北はお寺に行き修行を願い出ましたが、あまりの南北の人相の悪さに住職は返答に困り、「1年間、悪食をせず麦と大豆を食べ続ける生活が出来たら、またお寺に来なさい」と体よく断りました。

南北は川仲仕（荷物運び）をしながら生活し、麦と大豆を食べ続けました。そして1年後、また占い師に観てもらうと、「あなた、人のために何か良い事をされましたな。険難の相は消えております。もう仏門に入る必要はありません」。何と麦と大豆の食事で人相が良くなっていたのです。

「人相は変わるのだ、面白い！」と思った南北は占い師になろうと決め、修行に修行を重ね一人前の占い師になりました。が、どうも占いが当たったり外れたり・・・。そこで占いの外れた人達の生活を詳しく調べて驚きました。良い人相で裕福な生活をしている人でも、飽食美食を続け、我がまま勝手な生活をしていると病気がちになり、財産も使い果たし、惨めな一生に終わる。一方、貧乏で人相の悪い人でも分相応の生活を守り、質素な食事を続けているとだんだんと健康になり、運良く働き者と結婚して財産も増え、豊かで幸せな人生を送るようになるのです。

そこで南北は更に修行を重ね、自信を持って「食は運命なり！」と断言しました。これが南北の「節食開運説」です。食を節する（飽食美食をしない）と運が開けるというのです。体に良い食事で健康になれば人相が良くなり運が開け、悪い食事で健康を害すれば人相も運も悪くなる。何となく分かるような気がします。食は命の基です。

食（健康）に対する考え方が変われば、人付き合いも習慣も変わり、人生も変わるのは当然だと思います。「人生も食事（腸内細菌）次第！」なのかも知れません。

❑ジョコビッチの生まれ変わる食事

そして驚くことに、男子プロテニス界の絶対チャンピオン：ジョコビッチが全く同じようなことを本に書いているのです。「ジョコビッチの生まれ変わる食事」（ノバク・ジョコビッチ著、三五館）に、「私がこの本を書こうと思ったのは、私ならあなたの肉体だけでなく人生すべてを変えられると知っていたからだ」とあります。水野南北と全く同じことを言っているのです。

10年程前まで、ジョコビッチはしばしば決勝や準決勝になると急に体が動かなくなったり息苦しくなって集中力が途切れ、惨敗したり棄権したりしていました。

運命の日：２０１０年１月27日、全豪オープンの準々決勝でジョコビッチはリードしていながら、突然呼吸困難に襲われ逆転負けを喫してしまいました。その試合をテレビ観戦していた栄養学者が、「突然の呼吸困難の原因は小麦過敏症に間違いない」と確信し、それがジョコビッチに伝えられました。

半信半疑ながら、ジョコビッチは小麦食品を数日間だけ完全に止めました。するとどうでしょう。日に日に心も体も爽快になりました。そして更に1年余りの食改善でジョコビッチはドン底から世界王者に登り詰めました。

グルテン（小麦蛋白）を含むパンやパスタ（小麦製品）を一切食べないこと。それと砂糖を減らし、更に牛乳・乳製品も止めました。たったそれだけで、心も体も万全になったのです。

日本人にとっては簡単です。和食をすれば良いからです。

しかし欧米人には簡単ではありません。小麦製品（パンやパスタ）は主食のようなものであり、牛乳・乳製品やケーキ・クッキー・ピザ等々を止めるのは至難の業です。ジョコビッチが1年も続けられたのは彼が本気だったからです。本気になったら誰でも出来ると思います。

ジョコビッチは提案しています。

「グルテンを14日間だけやめてみて、どういう気分になるか試してみてほしい。そして、15日目に、パンを少しだけ食べて様子をみてほしい」。

すなわち、グルテン病ならば14日間で日増しに心身爽快になり、15日目にパンを少し食べただけで心身が不調になります。何の変化も無ければグルテン病ではなく、体調不良の原因は他にあるはずです。実に簡単で安全な検査方法です。

【病院でも玄米を出す時代】

千葉県松戸市の「島村トータル・ケア・クリニック」（島村善行院長、日本綜合医学会元副会長）では玄米菜食の病院給食を出しています。肺癌を玄米食で5年以上もコントロールしている弁護士から直接話を聞き、院長夫人が自ら試したところ、13年間悩み続けた花粉症が10日で治ってしまいました。3食とも肉・卵・牛乳・砂糖・油脂を一切止め、玄米ご飯と具沢山の味噌汁だけの食事です。菓子類は勿論、果物も生野菜も一切食べない。これもお勧めの方法です。その後は、様子を見ながら普通の「和食・玄米食」に徐々に戻して下さい。

心や体に不調のある方は、2週間だけ肉や卵を止めてみる、牛乳・乳製品を止めてみる、油脂（揚げ物やトランス脂肪酸）を止めてみる、砂糖を一切止めてみる等々を実行し、15日目に止めていた物を少し食べてみる。そしてその結果から、自分の心と体に合わない物を飲食しない（減らす）食生活を続けてみる。そうすれば、あなたの人生（運命）は激変することでしょう。正に「食は運命なり」です。

数年前、綜合医学会の評議員（トレーナー）の方が「プロのサッカー選手が、小麦食品を止めたら息が上がらなくなった（バテなくなった）と喜んでいました。海外組で5～6人、国内では20人くらいの選手がやっています」と話していました。きっとその選手達の体調も人生も良くなっているはずです。何を食べようが勝手だという人と、食事に注意しようという人では、考え方が違うので人生も違ってきて当然だと思います。

水野南北とノバク・ジョコビッチが実体験から証明したこと、すなわち、私達の健康から病気、更には人生（運命）までもが食事で決まるということを最新の腸内細菌研究は科学的に解明しつつあります。古今東西で同じことが言われている訳ですから、「食は運命なり」は永遠に変わらない真理だと思います。

第三章　甦る日本

国民の医療費は毎年１兆円ずつ増えていて、２０１８年度は過去最高で42兆円を超えました。１人当たり33万７千円、４人家族だと年に１３４万８千円です。このまま病人が増え続けると医療費の自己負担は４割、５割になり、消費税も更に上がり続けるでしょう。

富裕層以外は老いも若きも地獄のような生活になるかも知れません。もし病人が半分に減ったら20兆円も浮き、年金も安心、消費税も下げられます。生活を少しでも楽にするには、「腹八分に医者いらず」の食生活を心掛けることが大切だと思います。

1　食が乱れると家庭も学校も乱れる

国民の生活を楽にする一番の方法は健康です。みんなが少しでも健康に注意して病人が減れば、間違いなく医療・介護費は減ります。そんなことより、何より健康が一番の幸せです。

私はそう確信して、10年も前から次のような文書を配り続けています。納得のいく内容でしたら是非、1人でも多くの方々に知らせて頂きたいと思います。これが、今日から誰にでも出来る「世直し運動」だと思います。皆様のご協力を何卒よろしくお願い申し上げます。（1枚にまとめた資料の欲しい方は綜合医学会にご請求下さい）

❐食の乱れは国の乱れ～日本型食育で子供と社会を守って下さい！～

最近イヤな事件が多い。それは我慢出来ない人間が増えたからで、原因は「自分勝手な食事」にあると思います。一昔前、子供は母親の料理を好きでも嫌いでも食べました。我慢と感謝が自然と身に付きました。今は、親が子供に「何が食べたい?」と聞く。これは子供の好き嫌い（欲望）に任せる、最も子供を悪くする言葉で、欲望のままに食べ欲望のままに生きなさいという躾です。

結局、好きな物は食べるが嫌いな物は食べない、好きな事はするが嫌いな事はしないという自分勝手な人間を増やします。いじめや犯罪が増えて当然です。自分勝手の乱れた食事が家庭を乱し、学校を乱し、社会を乱しているのです。これが正に「食の乱れは国の乱れ」です。

親は誰でも子供を真綿に包んで育てたい。しかし一生真綿の中で育てる事は出来ない。社会に出たら必ず荒波に揉まれる。だから、その練習を小さい時からするのです。当たり前の和食、日本人を長寿世界一にしてくれた昔ながらの和食に努めるのです。

好き嫌いをしないように家族みんなで努力する。その工夫や葛藤や努力が親子の絆、家族の絆を強める。だんだんと好き嫌いがなくなり、我慢と感謝が自然と身に付く。この我慢と感謝や克己心を身に付ける事が人間教育の目的だと思います。これらが身に付けば勉強も仕事も夫婦も続けられる。この人間教育が食卓で簡単に出来るのです。ただし小学生までです。

教育学者の森信三先生は「つ」の付く間に躾をせよと言われました。「九つ」までしか「つ」は付きません。例えば、皆さんは家庭で反抗期の中高生に「克己心」を身に付けさせられますか。お説教でもしようものなら、家庭内暴力にもなります。こんなに難しい人間教育が小学生までなら簡単に出来ます。昭和40年頃まではどこの家庭でもしていました。ところが東京オリンピック以降、急に物が豊かになり、自由と勝手を取り違え、我慢や克己心を軽んじ、躾が古臭いとした「自由のびのび思想」と「ゆとり教育」の蔓延で、日本人の心は成長不良に陥りました。宇宙の法則は陰と陽です。晴れの日も雨の日も必要です。苦しみも涙も心の栄養になります。「心の再生」の一番の近道はみんなで和食に努める事です。「知育・徳育・体育の前に食育あり」と言われています。

しかし、いくら一家団らんで楽しく食べても、毎日好きな物（鶏の唐揚げや焼き肉・ステーキ・ハンバーグ・ウィンナー・ケーキ・アイスクリームなど）ばかり食べていては健全な心と体は育ちません。そういう意味では、子供達の好きな菓子パンと肉と牛乳というようなパン給食は問題です。

近年の病人の激増（医療費高騰）の主因は食の欧米化で、その引き金は戦後のパン給食です。今は高齢者も朝食はほとんどパンです。小麦食品や菓子類・肉・牛乳・油脂等の増加がメタボやがん激増の主犯だと思われます。事実、昭和35年と比べて米の消費は半減、野菜・海藻も減少、乳製品・油脂類は2〜4倍で、肉は10倍と言われています。

「完全米飯給食」などで食の欧米化にブレーキを掛けない限り、すなわち「和食の復活」＝「ご飯好き」「味噌汁好き」の人を増やさない限り、心身共に健康な日本人を作ることも医療費を減らすことも出来ないと思います。消費税はいくら上げても国の財政は改善しません。医療・介護費が増え続けるからです。今、一番の社会貢献はみんなが健康になって医療・介護費を減らすことです。長野県は長寿県なのに老人医療費が少なく、百歳老人も少ないPPK（ピンピンコロリ）の県で、介護に苦しむ家庭も少ない。高齢化社会でも医療・介護費を減らすことは出来るのです。「日本国中を長野県に近づける」政策が日本を健康で幸せな国にします。

３つ提案させて頂きます。

◆周りの方に健康に良い和食を勧めましょう。特に妊産婦。女性が最も命や健康・食事のことを考え、悩むこの時期に徹底的にサポートする。幼児虐待など起こさぬよう「子育て支援教室」の設置を求める。若い人は体に良い食事も作り方も知りません。だから地域の中高年と一緒に「手作り和食料理教室」などの設置も自治体や議員に働き掛けましょう。

◆幼小中高での完全米飯給食の実施を学校や自治体、議員にお願いしましょう。米飯給食で子供達に我慢と感謝が自然と生まれ、いじめも自殺もアレルギーも減ります。完全米飯給食で子供達の非行がゼロになった長野県旧真田町では大人の犯罪も半減しました。和食中心の家庭が増え、大人達も心身が安定して犯罪が減りました。完全米飯給食は地産地消を進め、農業・漁業も地域も健全にします。

◆今、子供達の食事が滅茶苦茶です。中高年が協力して「子ども食堂」を始め、子供達の心と体をおふくろの味で温めてあげて下さい。すべて「食育基本法」（法律）に沿った提案です。皆様のご理解・ご協力を何卒よろしくお願い申し上げます。

【皆様、是非とも会員になって下さい。皆様のご賛同の数がより良い社会を作る基礎となり力となります。】

❏子供達が危ない！ ～躾をしない大人達～

私は子供の頃、人参が大嫌いでした。「人参なんか食べたくない」と言うと、「食べないでいいから、向こうで寝てなさい」と母に叱られました。だから仕方なく、我慢して少しだけ食べました。それが続くと、嫌でもだんだん食べられるようになりました。我慢と感謝が自然と身に付きました。我慢と感謝が身に付いた人間が多い社会では当然、殺人や自殺・いじめや閉じこもりやストーカーが少ないと思います。

ところが今は、親が子供に「何が食べたい？」と聞きます。すると子供は理性で答えますか？欲望で答えるに決まっています。焼肉、ハンバーグ、ウィンナー、鶏の唐揚げ。中には即席ラーメン、ケーキなんて言う子供もいます。

親は忙しい。手抜きがしたいし、何でもいいから食べて貰いたいので子供の好きな物ばかり出す。すると、子供は小さい頃から「好きな物だけ食べてりゃいいんだな」、「好きなことだけしてりゃいいんだな」と思う。

子供が我がまま勝手に育つのは当たり前で、子供から大人まで「何を食べようが何をしようが勝手だ」と思っている。殺人や自殺・いじめや閉じこもりやストーカーが多いのは当然です。

子供達のいじめや自殺が増えているのは偶然でしょうか。「原因の無い結果」はありません。自分勝手な食べ方・生き方をさせる躾が結局は家庭や学校・社会を乱していると思います。職場までいじめが蔓延しています。死ぬほど辛ければ学校や職場になんか行くことはありません。命が一番大切だからです。

一時、中学生が殺される事件が続いて子供の夜間外出が問題になりましたが、これは家庭での躾や教育が出来ていない証拠です。なぜ子供の夜間外出を許すのか。親は許したくはないが、注意しても喧嘩になるだけだから諦めてしまう。面倒臭いし、親も子供も不愉快になるだけです。自分勝手にさせておけば文句も言わないし、喧嘩もしないで済む。でも、これでは家族ではありません。家庭崩壊だと思います。

夜間徘徊するある女の子は「家では親は何も言いません。私には関心が無いみたいで、話もほとんどしません。だから、話を聞いてくれる人を求めて外に行きます」と話していました。嘘みたいな話です。でも、今こんな親子が増えています。

自殺願望の若者が次々殺された座間市の事件も、根は家庭崩壊にあると思います。小中学生がＳＮＳの甘い言葉に誘われて誘拐されるのも、家庭崩壊が進んでいる証拠です。子供に声を掛けて下さい。注意しても子供は言うことを聞きません。だから言い合いになって互いに不愉快になります。

でも、これが親子です。たとえ子供がプイと家を出ても、一人になったら考えます。本当は親が大好きです。パパもママもそう育てられて大人になったはずです。お互いに嫌な思いをしながら親も子も成長します。時間に追われていて子供に心を向けないでいると、親の知らない間に家庭崩壊は進んでしまいます。嫌がられても時々は子供に声を掛けて下さい。冷静になって子供の話を聞いてあげて下さい。

❒料理の出来る子供に育てよう

テレビで、幼い子が買い物に行く番組がありますが、大笑いしたりハラハラしたり感動したり。幼児は親（大人）の真似や手伝いが大好きです。だからこの時期のお手伝いは躾の絶好のチャンスです。

「鉄は熱いうちに打て」と言われます。親子の絆は小さい時ほど強く出来ます。小さい時ほど親の真似やお手伝いをさせましょう。たとえうまく出来なくても「ママすごく助かったわ、ありがとう！」と感謝の気持ちを伝えて下さい。抱き締めてあげましょう。

子供は嬉しくてますます調子に乗って真似をします、お手伝いをします。料理も手伝ってくれます。料理が好きになると子供は自分の食事だけでなく、帰りの遅い両親の夕食まで作ってくれます。こういう子供は、人が喜ぶことが自分の喜びになる心の優しい大人に育ってくれます。

私の妻は、独身時代に重症の腎臓病（ネフローゼ）を断食で治し、その断食施設で元気に生き生きと働いていました。でも、妊娠・出産・子育てによる寝不足や疲れで腎臓病が再発しないかが一番の心配で、私は家事・育児を精一杯手伝いました。

玄米自然食と手当てと献身的な協力で無事に3人の子を産み育てることが出来ました。感謝感謝で、70過ぎた今でもゴミ出しから買い物・掃除・洗濯・風呂掃除・調理・食事の準備・後片付け・食器洗い等々奴隷の如く妻に尽くしています。今では、妻の手伝いをするのが私の一番の楽しみです。

いつまでも妻が元気でいて欲しいと思います。単なる恐妻家のようですが、そうではありません。子供の頃、病弱な母の手伝いをして母が喜んでくれた時の喜び、母の笑顔が見られる幸せを脳細胞が覚えてしまったせいなのです。人は誰かに喜んで貰うのが一番の幸せです。私は妻が大好きです。大好きな人には何でもしてあげたいと思います。皆さんもそうでした。あれから30年・・・。家事・育児に疲れているお母さん、時には仮病で2、3日寝込んでみて下さい。子供はすごく心配します。お手伝いをしてくれます。そしたら大袈裟に喜んで下さい。「ありがとう！」と抱き締めて下さい。お子様に優しい心・人を助けたい気持ちが育ちます。いじめる子も少なくなると思います。

❏なぜ子供に合わせるのか、大人が教えるのが当たり前！

健康相談で70前後のご婦人が大腸癌で手術したというので、「揚げ物や肉類が多かったのではありませんか」と尋ねると、「そんなに・・・。でも子や孫と一緒の食事で肉が多すぎたかも知れません」と答えられました。子も孫も肉が大好きで、家族全員がメタボだそうです。

大人が子供に合わせるのは躾と教育の放棄です。例えば、子供に「家の中で花火がしたい」と言われて花火をしますか。子供の発想は自由ですが非常識です。だから親が正しく導く必要があります。

子供の人権・自由を主張する先生方にお尋ねします。「今日は何の勉強がしたい？」と子供達に尋ねますか。「理科の実験がしたい」、「実験は昨日やったから、今日は国語にしよう」、「嫌だ、漢字大嫌い」、「そうか、じゃ、また実験にするか」ということになりますか。

子供に合わせていたら躾も教育も出来ません。子供が嫌でも国語や算数を教えるべきです。漢字の書き取りも必要です。ゲーム（遊び）感覚で漢字のテストをするのも良いでしょう。学ぶべきこと・体験すべきこと・すべき食事・すべき手伝い等々を嫌でも教え導くのが躾・教育だと思います。そして、嫌なものも楽しく体験出来るように導くのが教師の腕の見せ所、親の腕の見せ所ではないでしょうか。この躾と教育を放棄して、子供が喜ぶように自由のびのび育てることが子供のためだと錯覚している大人が多すぎると思います。子供の心と体の土台を作るのに最も大切な食事（食育）が、今は子供の好き嫌い任せです。1日中、揚げ物と菓子パンと牛乳という子もいます。健康な心と体が育つ訳がありません。子供には知恵や経験や常識がありません。何が危険なのか、何が健康に良いのか悪いのか、どうすれば人に迷惑にならないのか分かりません。だから当然、理性でなく欲望のまま訴え行動します。その言葉や行動の全てが間違いとは言えませんから、頭ごなしの全否定はいけません。

しかし、大人の判断で対応すべきです。「お母さんはこっちにしたいな」、「お父さんはこう思うよ」。こうして子供達は思い通りにならないことを知り、知恵や常識を身に付けながら学校や社会に適応し、うまく過ごせるようになります。

忙しさにかまけて躾もせず、自分勝手ばかりさせていると子供は周りと衝突します。不平不満が募り、乱暴したりいじめたり、非行・無差別殺人まで起こします。親には子供が社会に出た時に困らないように、一人前の社会人として生きて行けるように躾をし、教育を受けさせて社会に送り出す責任があると思います。

育児に不安を抱える親はたくさんいます。でも、妊娠・出産・子育ては全員が初体験ですから当然です。だから分からないことを親や友人や支援センターなどで聞くことは恥でも何でもありません。一生懸命頑張れば子供は一人前に育ちます。

色々な親がいて、色々な育て方があって個性のある子供が育ちます。しかし、自分勝手という個性だけは伸ばしてはいけないと思います。中高生になってから手を焼かないように、6

年生までにしっかり声を掛け手を掛けて下さい。そうすれば、後は放っておいて大丈夫です。

例えば、犬は「待て」や「お座り」を覚えさせられ、褒められて人間社会で幸せ?に暮らせます。初めにしっかり躾をすれば一生大丈夫です。何の躾もせず自分勝手に育てられた犬は他人ばかりでなく家族にまで噛み付きます。野犬と同じです。野犬は自由のびのびで幸せでしょうか。今の子供達は、自分勝手と自由を勘違いして誤った躾をする親と社会によって野犬にさせられているような気がします。

❐世の中は思い通りにならないもの

自由な社会ほど、人の求めるものも百人百様です。1人の自由を認めれば99人は不自由になります。何人かがいつまでも個人の自由（自分勝手）を主張すれば物事は前に進まず、多くの人々にストレスが溜まります。だから自由な社会ほど人間関係が難しく、精神疾患が増え、自殺や凶悪事件も増えるのだと思います。

逆に、世の中は自分の思い通りにならないもの、不自由なものと思っていれば妥協するのは簡単で、物事はどんどん前に進みます。物事がどんどん進めば、多少の不満があっても我慢出来ます。

読売新聞の新春対談（2015年1月1日）に、ベストセラーになった「置かれた場所で咲きなさい」の著者：渡辺和子さんのお話がありました。彼女は自分の目の前で、父（渡辺丈太郎陸軍少佐）を殺されるという悲惨な体験をしました。

「（二・二六事件の）あの日、父は自分の身が危ないことはわかっていたようです。兵士たちが来た時、父は私に座卓の陰に隠れるように指示しました。そして、私の目の前1メートルのところで、軽機関銃の弾43発を体に受けて死んでいきました」と語っていました。

そして、母親からは言葉遣いや行儀作法、社会常識的なことなどを厳しく教えられました。母親は大事なこととして、「我慢しなさい、努力しなさい、不自由をいとわないようにしなさい。その3つのことが、やがて思うままにならない世の中に出た時、きっとあなたを助けてくれる」と教えてくれたそうです。

言葉遣いや行儀作法、社会常識的なことを子供は一切知りません。それらのことを子供に教えるのが親の務めで、厳しく教えるか優しく教えるかは親の自由です。教えても子供は失敗します。でも失敗しながら子供は成長します。成人したら後は全て本人の責任です。今は逆で、子供の時に手抜きして自分勝手にさせるので、大きくなってから手を焼きます。親はいくつになっても心配が尽きません。

渡辺和子さんのお母さんの言葉、「我慢しなさい、努力しなさい、不自由をいとわないようにしなさい。その3つのことが、やがて思うままにならない世の中に出た時、きっとあなたを助けてくれる」は全くその通りだと思います。

世の中に出て、全て自分の思い通りになった人がこの世の中に一人としているでしょうか。みんな思い通りにならないから苦しむのです。世の中は思い通りにならないのが当たり前だと思っていれば苦しみは半分になります。ゼロになるかも知れません。「人生とはこんなもの。でも頑張ろう！」と我慢し努力するエネルギーにもなります。

例えば、平昌五輪で私達は多くの選手から感動や勇気を頂きました。それは選手達の血の出るような練習・努力の結晶を見たからで、彼らは決して自分を甘やかす生活はしていないと思います。我慢と努力の毎日だったはずです。世界の歌姫・マドンナは大の甘党ですが、自分の花を咲かせるために玄米食に努め、スイーツは我慢しています。なぜ我慢出来るのか。万全な状態で歌い踊りたいからです。

目標があれば努力や我慢は当たり前で苦労とも思いません。いつもストレスを感じている方、飽食美食が抑えられない方は何か目標を見つけて下さい。目標がなかなか見つからない方は、まず健康を目標にしてはどうでしょうか。健康は全ての目標を達成するための土台になるからです。

❒「女性の輝く時代」は残酷物語 ～乗り切るには健康しかありません～

今のお母さん方は自由すぎて忙し過ぎると思います。仕事（パート）・保育園・学校・先生・

SNS・イベント・買い物・家事・育児・・・。当然、家事・育児を手抜きせざるを得ません。何でも自分勝手に出来るものの、秒単位の生活に情報も人間関係も膨らみ過ぎてストレスが増えるばかりです。

だから今の女性のほうがはるかに癌が多いのです（和食離れ・肉食・パン食・農薬・添加物等々が一番の原因だと思いますが）。「女性の輝く時代」は女性がますますストレスだらけ・病気だらけになる女性残酷時代になると思います。

既に残酷時代に入っていて、東京・丸の内に勤める女性のアンケート結果には驚きました。誰でも頑張って働くには失うものもありますが、彼女らの失うもののベストスリーは、

①趣味の時間
②健康
③食生活

という結果でした。①は当然かも知れませんが、②③はあまりに残酷です。健康や食事なんか気にしていたら働けない時代、病気しても働かざるを得ない社会になっているのです。

女性はストレスなどで自律神経・ホルモン系が男性よりも乱れ易く、心身の不調（頭痛や生理痛・不安・緊張症など）を招き易いものですが、それを理由に仕事の手を休めることも早退することも出来ません。男性以上に働かないと認められない社会で、薬でごまかし我慢するしかありません。昼食は牛乳に菓子パンやサンドウィッチ、お茶にコンビニ弁当という女性も

多く、命と健康を削りながら仕事しているのです。働き方改革はまずこのへんから改革すべきで、そうしなければ乳癌急増も少子化も克服出来ないと思います。

男女は平等でも同質ではありません。「ミーツー」と世界中でセクハラが噴出しているように、女性と子供は常に弱い立場にあります。

女性と子供達を守るためのインフラ（社会基盤）、例えば保育所・学童保育、職場の託児所や健康的な社員食堂・男女別の仮眠室・更衣室、男女平等の給与体系等々、今の日本では全てが整っていません。国も自治体も企業も、まずこれらの改善に力を入れて頂きたいと思います。

❒愛と良心を持って働ける国にしたい

私は最近まで、日本人は世界で一番正直な民族だと思っていました。でも今はそう思えません。例えば、食品工場や農家の方は「自分の所で作った物は添加物（農薬）まみれなので自分はもちろん、家族にも食べさせない」と言います。野菜から加工食品まで、安心して食べられる物はほとんど無いのかも知れません。

これは食品工場や農家だけの責任ではありません。今の日本は「命や健康よりもまず経済」ですから、多くの人は生活のために愛と良心を捨てて働かざるを得ません。生きて行くためなら他人が病気しようが構わない、「命より金だ」という社会になってしまったようです。

命と健康を支えているのは間違いなく「食」ですから、食の大切さを教えないのは命と健康の大切さを教えないのと同じです。だから「何を食べようが、何をしようが勝手だ」という社会になり、学校でも職場でも国中でいじめが蔓延しています。「食育」の軽視は今の社会の最大の落とし穴だと思います。諦めムードの国民は好きなだけ飲み食い出来れば満足で、後はどうでもいいようです。スポンサーに都合の良いテレビ・新聞の情報を鵜呑みにして好き勝手に暴飲暴食している訳ですから、命と健康はますます軽視され続けるようで心配です。こんな社会を変革するように、コロナウイルスが迫っているのかも知れません。食育の大切さを訴えた日本の玄米自然食の先駆者・石塚左玄（明治の食医）は「知育・徳育・体育の前に食育あり」と言いました。正しい食育（食事）が人間教育の基本だということです。

例えば、乳児が母乳でなく牛乳だけで育てられたら鉄欠乏性貧血で知能の発達は遅れ、その後もパンと牛乳中心だったら疲れ易く、やる気が無いまま育ち、うつ症状から自殺まで考えるでしょう。全身の細胞が貧血（酸欠）になれば脳も心も体もうまく育ちません。

母親が我が子の目を見ながら乳を与えること、我が子の健康を願って離乳食を作ること、それを食べさせる苦労・話し掛ける言葉など全てが食育です。これで子供達の脳（知）も心（徳）も体も健康になり、健康な人間になります。正に「知育・徳育・体育の前に食育あり」です。

誰でも自分の命と健康が一番大切です。家族の健康も大切で、本当にそう思えれば誰でも健康的な食事を心掛けます。当然、友人や同僚の健康も気になるので暴飲暴食・飽食美食は互いに控えめにするでしょう。自然食レストランを探して通うようになるかも知れません。添加物・農薬・医薬品などにも気を配ります。「日本型食育」が愛と良心を目覚めさせ、思いやり・助け合いが当たり前の世の中を作ると思います。

❒糖質制限食（肉食過剰）は危険！

世界には太って困っている人達が大勢います。一方では10億の民が飢えて痩せ衰えています。日本の食料廃棄率は世界一で、その量は世界中の飢餓の人々を救えるほどだそうです。飽食美食と大量廃棄の食環境が戦争の一因になっているのかも知れません。「食」にもコントロールが必要です。

最近、MD（マイルドドラッグ＝砂糖・油脂・塩・添加物）中毒者が増えています。グルメの「おいしい！」「幸せ！」という快感は脳細胞が覚えてしまい、ますますその快感が欲しくなります。

フランスのマガリー・レノア博士はラットの実験で、コカインよりも砂糖のほうが依存性（常習性）が強いと報告しました。同様の著書は外国では多数出版されています。ある獣医は、猿は生の人参は2〜3本しか食べないのに油や砂糖・塩などで調理した人参は5〜6倍も食べる、と話していました。賢い業者はMDをタップリ使って忘れられない味を作り出します。飽食美食が止められない人は完全にMD依存症かも知れません。

毎日、食べられるだけで感謝です。食も「シンプル　イズ　ベスト」が最も安上がりで健康的だと思います。例えば我が家では1年中、3食とも基本は玄米ご飯と煮物と具沢山の味噌汁です。冬場は毎日、鍋にタップリの野菜と茸・豆腐・白滝・魚介類（時々鶏肉）・昆布などを入れて醤油味。翌朝も残った鍋に小鍋で煮込んだ野菜を足して味噌味や豆乳味、時には昼も食べます。

朝にみかん1個、昼に生野菜、夜に納豆でも加えれば完璧です。「人の寿命は食べた野菜の量に比例する」ですから野菜タップリにします。

最近、ダイエット効果が凄いので、「糖質制限食（糖質は極力控えて肉は好き放題食べる）」を勧める医師が増え、「糖質が人類を滅ぼす」とまで言っていますが、実際は全くの逆で、「肉食が人類を滅ぼす」と私は思います。

肥満や糖尿病・動脈硬化・癌・認知症などの原因に高血糖（↓肥満）があるのは事実で、糖質を制限すれば血糖値が抑えられ脂肪も落ちます。ただし、血管も筋肉も落ちる恐ろしいダイエット法だと思います。高血糖の原因は糖類のとり過ぎと食物繊維の不足であって、炭水化物（ご飯や芋）そのものが悪い訳ではありません。もちろん、炭水化物でも何でも食べ過ぎたらいけないのは当然です。

炭水化物は澱粉（多糖類）と食物繊維が一緒になったもので、糖質＝炭水化物ではありません。糖質は砂糖（ブドウ糖・果糖）の糖類と、澱粉やオリゴ糖などの多糖類に分類されます。

炭水化物（穀類・芋類）は消化に時間が掛かりますが、糖類（砂糖やブドウ糖・果糖・液糖など）は吸収が早く、血糖値の急上昇で中性脂肪を増やします。一番避けるべきなのはパン・菓子・ドリンク・スイーツなどに多い糖類です。

半信半疑のすすめ⑪

【糖質制限食はライオン食、危険なので近づくな！】

糖質制限食は一時的な効果は凄いが続けると副作用も凄い。脂肪は落ちるが血管や筋肉も落ちる。だから脳梗塞や心筋梗塞・寝たきりも増えます。

糖質をとらない虎やライオンにも血糖値はある。なぜか？生きるためにはブドウ糖が不可欠なので、脂質や蛋白質を分解してブドウ糖に変えている。だから血管や筋肉が落ちる。ダイエットなら消化・吸収を遅くする野菜多めの和食・玄米食を腹六、七分に食べるのが一番安全確実で健康的です。

人類は炭水化物（穀類や芋類）が主食だったからこそ繁栄して来たので、肉食中心だったら今の世界は存在していないでしょう。

ご存知のように、一人前の牛肉を得るには10人分の穀類や豆類を牛に食べさせます。世界中で肉食をしていたら、多分、世界の人口は今の$\frac{1}{10}$か$\frac{1}{100}$でしょう。しかし、現実は70億の民が飢餓・悲惨から飽食・至福に至る毎日を送っています。

世界中の民が「糖質制限食」方向に進めば間違いなく食糧難が世界中を襲い、餓死者は激増し、内乱・戦争も増えます。

「糖質制限食（肉食過剰）」は弱肉強食の自分勝手な食事で争いを増やす「紛争食」で、更に牛を飼う牧草地を増やすために森林もどんどん伐採するので、地球の温暖化・砂漠化を加速させる「環境破壊食」でもあります。

畜産で排出される温室ガスの総量は、飼料の生産や輸送まで含めると全温室ガスの51％にもなるそうです。

２００７年にノーベル平和賞を受賞した国連「気候変動に関する政府間パネル（ＩＰＣＣ）」のパチャウリ議長は「各家庭での肉の消費量を半分にすると、車の利用を半分に減らすよりも地球温暖化の防止に役立つ」と訴えました。今の日本人の異常な肉食は温暖化に加担しているのかも知れません。

【肉食を減らせば世界も地球も健康になる!】

断食療法の第一人者：日本綜合医学会名誉会長の甲田光雄医師は、もう20年も前から「肉食半減運動」を世界に訴えていました。先生は会員のために、「肉食半減で八億の飢えた人々を救おう」（300円）という30頁ほどの中身の濃い小冊子を書いて下さいました。皆さん、是非ご購読下さい。

（ご注文は日本綜合医学会事務局：03-6902-0678まで）

いま以上の肉食の蔓延は人類の自殺行為です。田畑で出来た作物を牛・豚・鶏などに食べさせて、その肉を食べる「動物食」よりも、田畑の作物を直接人間が食べる「植物食」のほうが人類の存続にとって有利なのは明白です。肉食を続ける限り、弱肉強食思想（人間の傲慢）は無くなりません。戦争や飢餓や貧困も無くなりません。ですから高地・寒冷地を除いて、農業の出来る地域・国々では酪農よりも農業（畑作・米作）に力を注ぐほうが、国々を安定させて世界平和に貢献すると思います。

2　世界はどんどん変わっている

■世界に広がる玄米・雑穀！

２０１１年、ハーバード大学が凄い発表をしました。「Health Gains from Whole Grains.」＝「健康は丸ごとの穀物（玄米・雑穀）から得られる」というのです。この発表には2つの重要な意味があります。

１つ目は、アメリカやハーバード大学が推奨すると30年後〜40年後には世界の常識になることです。その良い例が「1日5皿運動」です。マクガバン報告以降、アメリカは「肉・卵・牛乳・砂糖・油脂が多すぎるので減らしなさい」、「1日5皿以上の野菜・果物をとりなさい」と国民に訴えました。そして、その「5皿運動」は今や世界30カ国で実施されています。「野菜が健康に不可欠」というのは今や世界の常識、日本の非常識ですから、日本では野菜の摂取量が減り続け、病人は増え続けています。

なぜ野菜がこんなに大切なのか。現代病の主な原因はビタミン・ミネラル・食物繊維・ファイトケミカル・酵素不足であり、野菜でこれら全ての栄養が簡単にとれるからです。（表の「不足気味」が一挙に解決します。）

また、多くの現代人は肉・卵・牛乳・砂糖・油脂の過剰で病気をしていますから、野菜を増やせば自然と肉・卵・牛乳・砂糖・油脂が減って健康になる訳です。

玄米・雑穀に多い栄養も野菜と同じで、ビタミン・ミネラル・食物繊維・ファイトケミカルです。ですから間違いなく30年後には玄米・雑穀も世界の常識になるでしょう。否、既に玄米・雑穀は世界の常識になりつつあります。皆様も今日から玄米・雑穀を始めてみてはいかがですか。

栄養の過不足

1、炭水化物	過不足あり
（砂糖	過剰気味）
2、脂質	過剰気味
3、蛋白質	過剰気味
4、ビタミン	不足気味
5、ミネラル	不足気味
6、食物繊維	不足気味
7、ファイトケミカル	不足気味
8、酵素	不足気味

表4　現代人の栄養摂取傾向

半信半疑のすすめ 13

【牛丼店で野菜丼！】

牛丼店の野菜丼が話題になりましたが、若者の野菜不足解消に少しは役立ちます。豆腐丼・納豆丼・ひじき丼・金平丼もいいと思います。

出張族で一番困るのが野菜・海藻と植物蛋白がとれないことです。牛丼チェーンばかりでなく、うどん・そば店でも野菜・海藻・豆腐・納豆タップリのメニューを提供してくれれば、毎日でも利用したいと思います。ただし、油脂・砂糖・塩・添加物は控え目にお願いします。

半信半疑のすすめ 14

【厚生労働省もいい加減な発表！】

白米ご飯を1日3杯食べる女性は1杯の女性の1・67倍糖尿病が多いと発表（2010年）。ご飯が多いと糖尿病になるようなデータですが、これはでたらめ。昭和35年と比べて現代人の米の消費は半減。逆に糖尿病は50倍も増えています。実は、穀類や芋類・豆類・野菜が減ってパンや肉・

卵・牛乳・砂糖・油脂が増えると糖尿病が増えるのです。世界中みな同じで、飽食美食（カロリーオーバー）と食物繊維の不足が糖尿病の主因です。

❏消化の悪いものが体に良い！

2つ目の重要な意味は、なぜハーバード大学がこんな発表をしたかということです。実はマクガバン報告以降、アメリカのインテリ層は肉を減らし野菜を増やしたので癌や心臓病は激減しましたが、肥満と糖尿病がなかなか減りませんでした。原因が分かりました。白米・白パンは消化・吸収が良すぎるので血糖値が急上昇します。すると高血糖は危険なので、体は血糖値を下げるためにインスリンを大量に分泌します。

インスリンは血糖（ブドウ糖）をどんどん脂肪に変えるので結果的に血糖値は下がりますが、全身に脂肪が付くと肥満と糖尿病が増え、老化も促進します。それで白米の中に玄米・雑穀を1割、3割、5割…と増やして行きました。すると肥満も糖尿病も動脈硬化も減ったのです。

肥満や糖尿病、癌や認知症などを防ぐには消化の悪い物を食べて血糖値の急上昇を防げば良いのです。だからハーバード大学の「健康は玄米・雑穀から得られる」が正解で、「消化の良い物を食べなさい」は間違いです。

例外は乳幼児と歯の悪い人です。乳児には、お母さんが玄米や野菜・海藻・豆類をしっかり食べて母乳で赤ちゃんを健康にして下さい。幼児と歯の悪い人はよく煮た野菜やお粥を、胃弱や病気の方でも玄米・雑穀や野菜・海藻・豆類を腹六、七分によく噛んで食べれば体調は良くなります。

富山大学の田澤賢次名誉教授は、食物繊維が少ないほど発癌物質が腸から肝臓に入り易いのを動物実験で証明し、癌の予防・再発防止のためには食物繊維を多めにとることが重要であると述べています。

❒白米と玄米の論争

日本では昭和の初期に白米と玄米の論争があり、単に①炊きやすい②消化が良いの2点が重視され、栄養面はあまり考慮されずに白米が勝利しました。戦争に向かう国としての当然の結果です。燃料は無駄使い出来ないし、早飯早糞の（早く食べ、早く出して戦場に行く）ためにも白米が選ばれたのです。ということは、白米は戦争優先食で、命と健康重視の玄米食こそが平和食ということです。

医師・栄養士に「玄米食をしてもいいですか・・・」と聞くと、十中八、九「消化が悪いからいけません」と答えます。「それじゃあ、牛蒡や蓮根、筍や茸、こんにゃく、ひじきや昆布なども消化が悪いので食べてはいけませんか」と聞いて下さい。

医師も栄養士も答えられません。健康を優先するなら消化・吸収の遅い玄米・野菜・海藻・豆類をしっかり食べることです。医師の言葉が全て正しいとは限りません。注意しましょう。既に「玄米は老化を最も遅くする世界最高の主食である」と紹介しましたが、世界では、玄米をシチューやスープに混ぜたり、サラダ感覚で食べているそうです。皆さんも工夫して食べてみて下さい。

❐ハーバード大学〜「肉を減らそう！」

ハーバード大学は男女12万人を平均20年間も追跡して、「赤肉（牛・豚・羊）とその加工食品が多いほど総死亡を増やす」ことを証明しました。総死亡（癌死、心臓・脳血管死、糖尿死など）の増加の主因は動物性の脂肪・蛋白のとり過ぎだということです。それと、ハーバード大学でも「肉は最も発癌性が高い食品」ということが確認出来たのかも知れません。

「赤肉、加工した肉も減らそう！」ですから、ハムやソーセージ・ベーコンなども減らすべきだと思います（赤肉とは赤身肉のことではなく、欧米では牛・豚・羊の肉のことだそうです）。そして遂にＷＨＯ（世界保健機関）でも、加工肉（ソーセージやベーコンなど）はタバコやアスベストと同じ最高レベルの発癌性ありと発表、赤肉も2番目の高いレベルに分類しました。

だったら蛋白質は何からとったら良いのでしょうか。「魚・鶏肉・豆類・ナッツ」をハーバード大学は推奨しています。ますます和食に近づいているのが分かります。豆腐・納豆はもちろん、胡麻も毎日食べて下さい。私は鶏肉はあまり食べませんが、日本では昔から「四足は食べないが鳥は食べる」という地域もあります。肉を食べるなら鳥が無難かも知れません。もちろん、国内産にして下さい。それと「学校の食堂　揚げ物禁止」ですから、鶏肉は揚げたり焼いたりしたものは極力避けて、煮物・鍋物（水炊き）にして食べるほうが健康的です。先日、畑で採れた南瓜・隠元・人参と鶏肉の煮物は絶品でした。お勧めです。

❐食事の半分は野菜・海藻類

食事のバランスを見ると、ハーバード大学は大胆に食事の半分が野菜・果物、残りは蛋白質と炭水化物が半々という比率を推奨しています。食事の半分を野菜・果物にして不足気味のビタミン・ミネラル・ファイトケミカル・酵素、善玉菌を増やしてデトックスに有効な食物繊維をタップリとろうというのです。（表４参照）

私は長い間、馬淵通夫医師の⑤③①①、すなわち、穀類⑤、野菜・海藻類③、豆腐・納豆類（植物蛋白）①、魚介類（動物蛋白）①を推奨して来ましたが、現代人はほとんどが白米でアルコールも増え、間食や食後に甘い物が多く肥満や糖尿がますます増えているので、ハーバード大学との折衷案として野菜・海藻・果物⑤、穀類・芋類③、豆腐・納豆類①、魚介類①を提案します。

成長期までは馬渕医師の⑤③①①（子供は肉で腹一杯にすると動脈硬化が早まるので、ご飯で腹一杯にするほうが安全）で、その後は④④①①（穀類・芋類④、野菜・海藻類④、豆腐・納豆類①、魚介類①）へ移行し、40、50代からは井上式の⑤③①①にすると良いと思います。ただし、果物は糖分が多いので少なめにして下さい。ダイエットしたい方、肥満・糖尿傾向の方は20、30代から井上式にするようお勧めします。（ハーバード大学は丸いプレート（皿）で示しましたが、ここでは弁当箱風にしました）。

食事のチェック方法に「ま・ご・わ・や・さ・し・い・こ」があります。「ま」は豆類・豆腐・納豆類、「ご」は胡麻・胡桃などの種実類、「わ」はわかめなどの海藻類、「や」は野菜、「さ」は魚＝魚介類、「し」は椎茸などの茸類、「い」は芋類、「こ」は酵素で発酵食品です。1食で全部揃えるのはなかなか大変なので、夕食時に「今日は【ま・ご・わ・や・さ・し・い・こ】を全部とったかな?」とチェックし、無かったものを補うようにすると良いと思います。

忘れがちな胡麻はスリ胡麻の袋を食卓に置いておき、ご飯や汁物・野菜料理に振り掛ける。豆腐・納豆は冷蔵庫から出してすぐにとれるし、海藻類はカットワカメやひじきを汁物に入れたり、水に戻してポン酢などですぐに食べられます。こうしてバランスを取って頂きたいと思います。発酵食品＝酵素食品はアメリカでブームが続いています。生化学者：オパーリン（『生命の起源』の著者）が半世紀程前に「酵素無くして生命無し」と言ったように、全ての生命・細胞は酵素が無かったら生きて行けません。

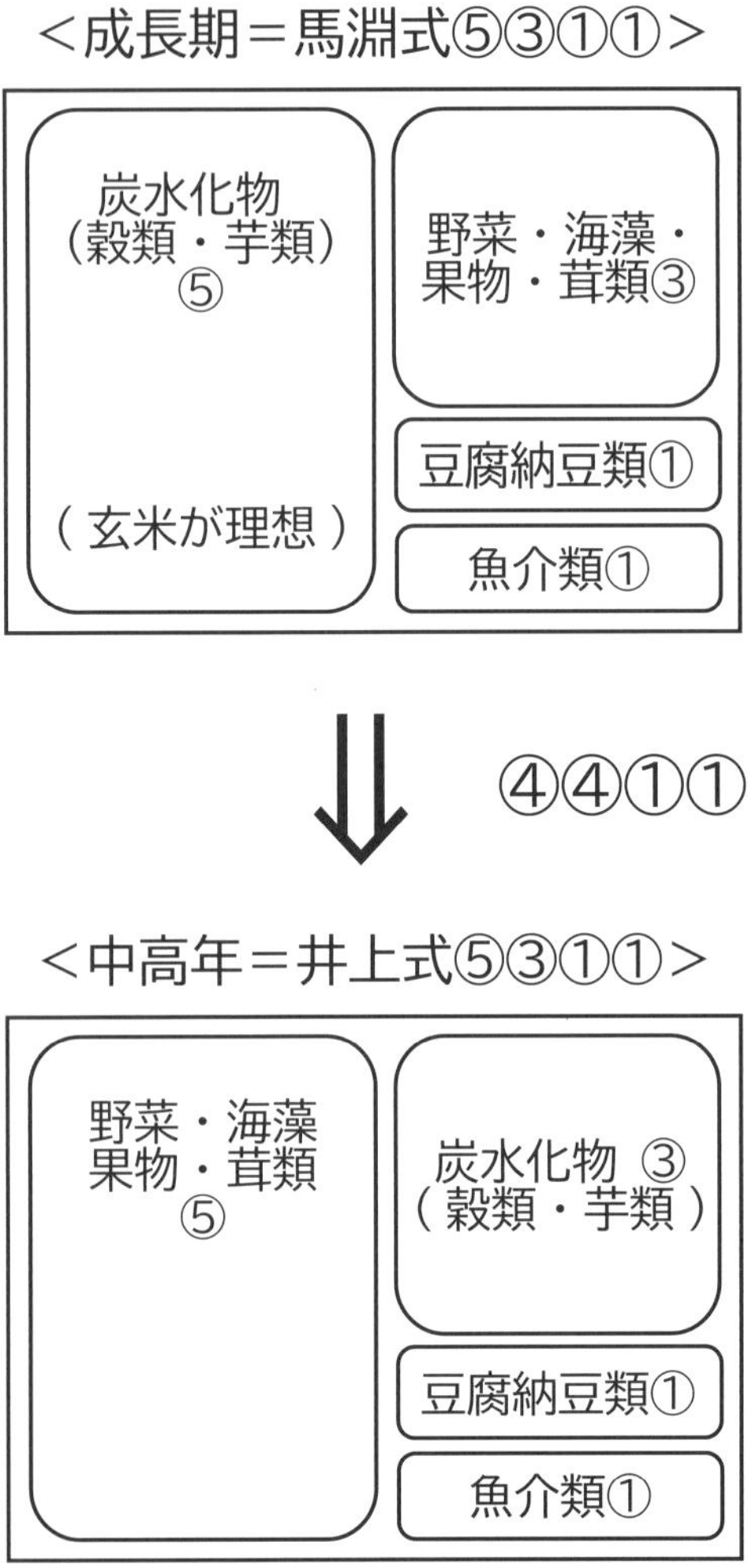

図6　年齢別の食事バランス

酵素の働きで食物を消化・分解したり、細胞内で化学変化（新陳代謝）を進めて全ての活動の元になるエネルギーを作ったり、アルコールを分解したり、脂肪や蛋白・血液・ホルモン等々の分解や合成をしています。ですから、生きるためにはビタミンやミネラルと共に酵素が絶対に欠かせません。その酵素が45歳頃からだんだん減って、細胞の働き（新陳代謝）が衰えるのが老化の一因でもあります。

そこで、エドワード・ハウエル医師が「45歳を過ぎたら積極的に発酵食品をとって老化を遅らせよう」と提唱したので、アメリカで酵素ブームに火が付きました。

その酵素（発酵食品）を世界で最も多く食べて来た民族は日本人だと思います。昔から納豆・味噌・醤油・酢・漬け物・甘酒・塩辛・鰹節・伊豆のくさや・沖縄の豆腐よう・各地の熟れ鮨、ふな鮨・・・。

日本人が長寿世界一の理由がこのへんにもありそうです。ところが今は和食離れで、味噌汁も漬け物もあまりとらなくなりました。病気大国になって当然だと思います。健康のために発酵食品は毎日とりたいものです。私は納豆を毎日とるようにしています。

❐世界の医学は【医食同源】になる！

2017年末からの「NHKスペシャル人体」を見て驚きました。今までは脳が全身の細胞から内臓、精神活動まで支配していると思われていましたが、実は脳を含め全身の細胞・組織・内臓同士が互いにメッセージ物質を出し合い、情報交換（会話）しながら生命活動が維持されていることが分かって来たのです。

例えば、骨はミネラル（カルシウムやマグネシウムなど）の貯蔵庫ですが、その骨からのメッセージを受けて腎臓はミネラルの量を調整します。また腎臓からの情報は肺や肝臓・心臓・血管などに伝わって血圧は上がり、逆に心臓が疲れて血圧を下げて欲しいという情報を出すと、腎臓は尿量を増やして血圧を下げます。このような会話が全細胞・内臓同士で行われていて、私達の若さ・老化・寿命・記憶力・食欲・精力・体力・筋力・免疫力等々をコントロールしているというのです。

また、今まで腸は食事の消化・吸収・排泄が主な仕事だと思われていましたが、実は免疫の中枢であり訓練場でもあったのです。その巧妙な仕組みには驚かされましたが、暴飲暴食やストレスなどが続くと、その絶妙な仕組みに狂いが生じて癌や糖尿病・高血圧症・花粉症等々になります。

免疫細胞が暴走するとアレルギーになります。するとクロストリジウムという腸内細菌が「落ち着いて！」というメッセージ物質を出し、それが腸の壁の中に入り、その奥で待機している免疫細胞をT－レグ（抑制型T細胞）に変化させ、T－レグは血液に乗って全身に行き、暴走している免疫細胞にブレーキを掛けてアレルギーを治します。

この免疫をコントロールする能力は世界12の国・民族の中で日本人が抜群に高いそうです。縄文の昔から木の実・果物・芋・穀類・豆類・野菜・茸・海藻などを食べ続けて来たおかげで、食物繊維を好む腸内細菌が腸に大量にすみ着き、巧妙な免疫の仕組みが出来上がったからです。私達にとって、野菜・海藻多めの和食（適応食）こそが健康の回復・維持・増進のための最高の食事なのです。

メッセージ物質は脂肪細胞だけで600種類も出していて、全身では40兆とも言われています。この無数のメッセージ物質や遺伝子の解析が急速に進み、新薬が次々に開発されて、「癌や難病も5年後には怖い病気でなくなる」と語る医師も増えて来ましたが、そう簡単ではないでしょう。なぜなら、飽食美食で血液が汚れたらメッセージは正しく伝わりません。それと新薬のほとんどに激烈な副作用があるからです。

番組の途中で、iPS細胞の山中伸弥教授が「今イギリスでは、血液の汚れが極度に達した死直前の患者を、薬を全て中止することで回復させている」と話していました。

実は元気なあなたも慢性病で死にそうな病人も、全身の細胞は薬（毒）など全く求めていません。求めているのはきれいな血液によって運ばれて来る水と酸素と栄養だけです。薬の投与を全て止めて、細胞が欲しがっている水と酸素と栄養を与えれば細胞は蘇り復活するのです。

「薬剤師は薬を飲まない」（宇田川久美子著、廣済堂出版）のように、薬の正体（毒性）を知っている人は救急以外、薬など絶対に飲みません。

ということは、日頃から細胞が最も嫌う薬や農薬・添加物・暴飲暴食は控えて、細胞が喜ぶ水と酸素と栄養を程々に摂取する生き方・食べ方が命と健康を守る最高の方法だということです。そこに欧米の医学・栄養学は気づき始めたようです。

ガッテン（NHK）では、葉酸が多いほど動脈硬化・心筋梗塞・骨粗鬆症・アルツハイマーが少なく、欧米では日本の倍の摂取が推奨され、加工食品にも添加されていると紹介されました。でも葉酸なら日頃から野菜多めの和食を心掛けていれば問題はありません。納豆や枝豆・茸・海藻類もお勧めです。正に「人の寿命は食べた野菜の量に比例する」の通りです。

患者ファーストの国の医療は、医の原点＝ヒポクラテス＝医食同源に向かい、半世紀もしたら食事療法が医療の中心になっていることでしょう。ただし、患者ファーストとは言えない日本の医学界は封建的で、まだまだ薬漬け医療が続くと思われます。しかし50年も１００年も待ってはいられません。１日も早く野菜・海藻多めの和食に努めて頂きたいと思います。

イギリスの試みから、「少食が重要だ」とも強く感じました。というのは、実は「食」と「生命活動」そのものが毒を発生するからです。生きるということは「食」を取り入れ消化・吸収し、その栄養を使って「活動」することです。その消化・吸収や生命活動の過程で必ず老廃物（毒）が発生します。その毒を大小便・汗・呼吸などで排泄しなければ私達は生きては行けません。

例えば消化の過程で蛋白質からインドールやアンモニアなどの毒が、細胞の活動（新陳代謝）でも尿酸やアンモニアが発生します。ですから尿が2、3日まったく出なければアンモニアなどの毒のせいで人は死にます。生命活動や栄養は多いほど老廃物も多く発生して血液を汚し、生命を危うくさせます。

内臓が丈夫ならば問題ありませんが、飽食美食が続けば内臓は耐えられなくなります。食べ過ぎは血糖や中性脂肪ばかりでなく、老廃物も大量に発生させて全身を弱らせ老化を進めます。少食にすれば老廃物の発生も血液の汚れも少なくなります。だから少食が美容にも健康にも良いのです。「腹八分に医者いらず」なのです。

断食をすると当然、消化の段階で発生する毒や老廃物はゼロに近くなり、消化・吸収に使うエネルギーを全身の修復活動に回せます。排泄活動にも回せるのでデトックスが促進されて、血液がきれいになり全身の大掃除が出来ます。自律神経やホルモン系の働きも改善します。だから、全身の細胞が若返る断食は万病に有効なのです。ただし断食は危険を伴う場合があるので、必ず専門家の指導を受ける必要があります。（一番危険なのは水不足による脱水です。）

3　健康長寿国復活宣言

❑正しい健康情報を知らせて下さい！

正しい健康情報はなかなか知らされません。例えばアレルギーの急増で厚労省は「健康日本21」の中で、牛乳・乳製品の目標摂取量を成人1日130㎖（2000年）、幼稚園児は1日80㎖（2002年）と決めました（漫画本「牛乳はモ～毒」小児科医・真弓定夫医師監修、出版社：美健）。しかし、文科省は学校給食で、小学生に毎日200㎖も飲ませています。牛乳が急に2・5倍に増えたら、小学1年生の未熟な胃腸には大変な負担になります。アトピーや喘息などが急増して当然だと思います。

2000年に「1日30品目」が廃止されたこともほとんどの国民は知らないでしょう。「1日30品目」で何でも色々食べたほうが良いと思って現代人は肉や揚げ物・加工食品等々を過食して、アトピー・肥満・糖尿病・脳梗塞・心筋梗塞・癌・認知症などを激増させています。「1日30品目」は廃止されたのです。

もちろん、国民の中には好き放題食べたいという人もたくさんいますが、欲望を抑えてでも健康的な食事がしたいと望んでいる人もいるはずです。そういう人達のために国や自治体は

1日も早く和食や玄米食・腹八分の大切さを知らせるべきです。「食生活は個人の自由で、そんな必要はない」というのであれば、「減塩」や「禁煙」運動を即中止にすべきでしょう。正しい情報（「減塩」や「禁煙」「和食」「玄米食」「腹八分」等々）は全ての国民に知らせ、それを実行するかしないかは個人の自由であって、これこそが本当の自由だと思います。国民に知らせない自由、企業任せの自由主義では病人は増えるばかりだと思います。

「1日30品目廃止」は極秘情報ではないので、国は必ず官報で知らせます。実は官報を見ているのに、それを国民に知らせない組織があります。テレビ・新聞です。スポンサーが外食産業・牛乳産業などですから忖度して報道しないのです。

例えばグルメ番組は花盛りですが、その短所（肥満や癌との因果関係）はほとんど知らせません。これでは情報操作と同じです。知らされない国民は飽食美食に喜び、癌や心臓病などで大勢死んでいます。戦争に勝利、勝利と喜び、国民が大勢死んでいった過去とよく似ています。

食品産業や医薬産業への忖度は止めるべきです。国が健康長寿国復活宣言をしてテレビ・新聞が健康情報を正しく伝えれば、産業界も延命策を考えます。例えば牛丼店の野菜丼が話題になりましたが、玄米丼・納豆丼・低糖質丼（こんにゃく米使用）のようなヘルシーなメニューが増えれば、外食産業も栄え国民も健康になり、これはウィンウィンの好循環になります。正しい報道は国民と産業界を健康にします。

しかし最近はフェイクニュースも多く、逆に正しい情報にフェイクのレッテルを貼って流す人もいます。更に国までが捏造や不正統計ですから何も信じられない社会になりつつあります。結局は欲望や情報に流されないで「本物」を探す努力をするしかありません。何が本物か、何が自然かを考えることです。

❐薬漬け医療から完治医療へ

医薬産業にとっては病人がお客様ですから、病人が減っては商売になりません。病人が半減したら病院も製薬会社も半減するでしょう。そして医薬産業は大産業ですから、彼らの収入が減ったら国や自治体の税収は激減して失業者は激増します。だから国は真剣に病人を減らそうとしないのかも知れません。

病人が減っても病院が儲かる方法は無いものでしょうか。簡単です。健康にしたら儲かる医療制度に変えれば良いのです。今の医療制度は治さないほうが儲かる制度?患者に死ぬまで薬を飲んで頂いて儲ける制度、すなわち医学の進歩と人間の退歩が合体した最悪の制度だと思います。

介護制度で、要介護度が4→3、3→2と改善すると職員の手当てが増えるようにしたら、職員の意欲が高まり要介護者も元気になるという、ウィンウィンの好循環が生まれました。医療でも同様の制度を導入出来ないものでしょうか。

例えば、糖尿病→下肢切断・失明・腎不全→人工透析という患者は医薬産業にとっては最高のドル箱ですが、国や自治体にとっては最悪の税金垂れ流しです。ですから尼崎市や呉市などでは糖尿病が悪化しないように、栄養士や保健師が個別に食事指導や運動・生活指導をして素晴らしい成果を上げています。ほとんどの生活習慣病にも応用出来ると思います。

無理だと決め付けないで、悪化させない、更に完全に治す医療を目指す。これが真の医学の進歩であり、人間の進歩だと思います。この完全に治す医療（完治医療）の保険点数を上げ、逆に医師も患者も治す努力をしないで死ぬまで薬を飲ませる医療の点数を下げれば良いのです（薬が不可欠な難病は除きます）。

完治医療の成果を上げるためには患者と家族の協力・向上心も欠かせません。その患者と家族の意欲を高め、患者を健康に導くのが医療スタッフの腕の見せ所ではないでしょうか。

❐健康こそが最高の社会貢献

「75歳以上の運動能力が過去最高」というニュースが流れましたが、「いつまでも元気でいたい」と頑張っている高齢者が増えていて、ダイエット•健康維持•持病改善などの目的でジョギングや早歩きをしている中高年もよく見かけます。一方では健康など全く眼中に無く、自分勝手に暴飲暴食・喫煙し放題の人達もいますが、私は医療費の自己負担で両者に差を付けるのが公平だと思います。

私は時々冗談半分で、「糖尿病が半年経っても改善しない患者は懲役2カ月の実刑に処すればいい」と言います。多くの糖尿病患者は健康に良い食事や生活（運動・働き方など）の改善はほとんどせず、今までと同じ生活を続けます。そして20年、30年後に人工透析になります。この間に患者1人で数千万円の税金を使い、人工透析になったら年に500万円、20年間で1人で1億円もの税金を使います。

厚労省の統計では、糖尿病患者（全体）の医療費は1年で1兆2千億円、人工透析で1兆3千億円、合わせて2兆5千億円も使っています（生活保護者の分は入っていないそうです）。年々1兆円ずつ上がり続ける医療費がどれだけ国の財政を悪化させ、税金を押し上げ、国民の生活を苦しくしていることか。

ですから欧米では「透析などの治療は全額自己負担」という国もあります。月々40万円払えなければ死を選ぶしかありません。残酷ですが、日本でも検討に入っています。病人と医療費の激増で、保育も学校も道路も水道管も農業にも税金を回せないからです。国は衰退の一途を辿るでしょう。

年金を半分に減らせば病人も子供も守れますが、それで良いのでしょうか。世界は「健康は自己責任」になりつつあります。自分の健康は自分で守るしかないのです。飽食美食を減らせば病人と医療費は確実に減らせます。そうすれば病人も子供も守れます。みんなで「腹八分の和食」に心掛けるのが一番平和な方策だと思います。

私は偉そうに、「今日から誰にでも出来る世直し運動は、みんなが健康になって税金（医療費）を無駄遣いしないことです。健康こそが誰にでも出来る最高の社会貢献です」と訴えています。国民の半数の方々が目覚めて食改善や運動などに努めれば、本当に5兆、10兆浮かすことが出来ます。子や孫への借金を減らすことも出来ます。偉そうなことを考えなくても、健康が一番の幸せです。

懲役2カ月の体験入院中の規則正しい生活と運動と「和食・玄米食」で、重症者以外はほぼ完治します。（もちろん、退院後も食・動・心に注意する。）糖尿だけでも1年で半数が完治すれば5千億円は浮きます。初期の高血圧症や心臓病・癌等々にも適用すれば、10兆円前後は浮くと思います。逃げ出す患者もいるでしょうが、それは自由で構いません。ただし逃亡患者は、その後の医療費は全額自己負担とします。厳しいようですが、自己流の健康法で治せば医療費はゼロです。どちらを選ぶかは患者の自由です。

企業にとって社員の懲役2カ月は不利でしょうか。否、むしろ凄いメリットです。出所（退院）後、20年、30年と社員に元気に働いて貰ったほうが企業にとっても社員にとっても絶対プラスです。会社全体の健康度も業績も上がり、健康保険料は下がります。今の企業は病人だらけで、どこの健康保険組合も赤字続きです。懲役2カ月もウィンウィンです。だから経産省も企業に「健康経営」を勧めています。糖尿病や高血圧症の初期なら1カ月で完治、即退院です。

本人の努力と家族・企業の協力（早朝出勤早夕退社、残業無し、社員食堂を和食中心の玄米食堂に改善する等々）があれば、懲役は$\frac{1}{2}$に減刑出来ます。

❏医は医無きを期す

「医は医無きを期す」。これは日本綜合医学会永世名誉会長：沼田勇博士の言葉です。「医は医が無いようにするのが理想である」という意味です。多くの方は、「医療を無くすのが理想とは何たる暴論か」と思われるでしょうが、本当の理想は「病気の無い世界」です。正しい食事と生活で病気が無くなれば医療の必要も無くなります。多くの病院が食事療法中心になれば、薬漬け医療も無くなります。しかし、「病気の無い世界」は不可能です。事故や感染症もあります。でも、病人を減らし、病人を1日も早く健康（=薬が要らない状態）にするのが真の医学の進歩であり、その理想の医学を目指すのが人類の進歩です。

医と同様に「警察は警察無きを期す」、「消防は消防無きを期す」、が理想です。警察官や兵隊さんが大勢いる社会が平和で治安の良い社会ですか（だんだんそういう監視社会になりそうですが）。警察官や兵隊さんが少なくて済むのが平和で治安の良い社会だと思います。

医師・看護師が少ないのが健康な社会です。「犯罪も火事も無い社会」は無理でしょう。でも減らすことは出来ます。だから社会全体で防犯・防火に努める訳です。なのに、どうして防病（予防医学）には努めないのでしょうか。おかしな社会だと思います。

　皆さんは警察官や消防士に頼って家の戸締まりや火の後始末をしませんか。戸締まりや火の後始末は自分達でして下さい。いくら医学が進歩しても、自分の健康は自分で守るのが当たり前だと思います。

半信半疑のすすめ 15

【夕張モデル（森田洋之医師の講演より）】

　財政が破綻した北海道夕張市では市民病院閉鎖・救急病院無しという医療崩壊状態なのに「死亡率・医療費・救急車出動回数も減少」という奇跡が起きた。例えば三大死因の癌・心臓病・肺炎も共に減少、特に肺炎の減少が著しい。重い癌や心臓病患者は転出するでしょうが、肺炎は急に来ることもある。ということは、日頃から「病気なんかしちゃいられない」という心構えと健康管理の徹底で健康は守れる、医療費は減らせるのです。

国民はどうして自分の健康の戸締まりをあまりして来なかったのか。国が健康教育（予防医学）を軽視して来たからでしょう。「食べるのも自由」、「病気するのも自由」、「病気したら病院に行けばいい」という社会にしてしまい、国民や企業の自由にして来たからです。健康なら何を食べてもいいのでしょうか。健康そうな人が病気になって病人だらけの社会になっているのです。災害教育に優るとも劣らないのが命と健康を守る「健康教育」です。国は子供から大人までの「健康教育」を至急検討して頂きたいと思います。

4 公害から得た貴重な教訓

1960年代の高度経済成長期に公害（水俣病やイタイイタイ病など）が大きな社会問題になりました。三重県四日市では石油化学コンビナートによる大気汚染で大勢の市民が苦しみ、死に、乳児死亡率が全国平均の2倍に達した地域では集団移住も起きました。四日市ぜんそくです。後になって原因は硫黄酸化物による大気汚染と判明しますが、この公害事件から私は多くの教訓を得ました。

何事も原因が分からなければ問題は解決しません。当初、医療機関は患者の診察・投薬に追われましたが、薬の効果はありませんでした。たとえ、微に入り細にわたって肺や気管、細胞や遺伝子を調べ新薬で治療しても患者は救えなかったでしょう。原因が大気汚染だったからです。

私は、癌治療でも全く同じことが言えると思います。癌の原因は免疫力の低下なのに、現代医学は原因不明のままで癌細胞を殺すことばかり考えています。手術で癌細胞を完全に摘出しても遺伝子を検査しても癌は治りません。原因の癌体質（腸と血液の汚れ＝免疫力の低下）を改善しない限り癌は治りません。再発・転移を繰り返します。

誰でも癌細胞が毎日数千個も新しく生まれているからです。また、癌細胞は生き延びようと遺伝子を変化させるので、新しい抗癌剤を開発しても無駄です。これは癌細胞だけでなく、細菌もウイルスも同じです。

いくら新薬の開発を続けようが、微生物との戦いは永遠に続きます。毎年のように新型インフルエンザ・ノロウイルス・ロタウイルス・・・と大騒ぎしていますが、ウイルスも細菌も遺伝子を変化させて生き延びます。ウイルスや細菌を薬で抹殺しようという考えが大間違いです。全身の皮膚や口内・膣内等々には常在菌がすみ着いていて、私達の美と健康を守ってくれています。微生物とは共存共栄して生きているのです。

地球上から微生物を抹殺することは不可能で、そんなことをしたら土壌微生物も植物も消滅し、全生命が絶滅してしまいます。微生物との共存共栄が地球の法則です。結核やインフルエンザなどに一生かからない人もいることを考えると、免疫力を高めて微生物と共存すべきなのは明白です。

発酵で有名な小泉武夫：東京農業大学名誉教授は若い頃から度々アフリカや南米のジャングルに行き、新しい発酵食を求めて腐ったような物を食べ歩きました。同行する学生や関係者は下痢で苦しむのに、先生は毎日納豆を食べているので下痢をしないと話されていました。納豆菌やビフィズス菌が強力に腸を守るからです。現在、「免疫の7、8割は腸にあり」と言われるほど腸の免疫力は強力です。

1998年、堺市では集団食中毒（病原性大腸菌O−157）で小学児童7892名、教職員74名が発病し小学女児3人が死亡、当時1年生だった女性も19年後、後遺症（脳出血）で25歳の若さで死にました。

この食中毒でも、同じ給食を食べて何の症状も出なかった児童・教職員もいたはずです。和歌山県御坊市の食中毒でも、給食は約2500食で発病したのが約700名でした。なぜここに目を向けないのでしょう。もし児童全員が日頃から納豆や漬け物などを食べていれば患者はもっと少なかったはずです。私は、食中毒や感染症の原因は食の乱れによる腸内環境の悪化＝免疫力の低下だと思います。手洗いや消毒が無意味だとは思いませんが、あまりにも日頃の食生活が無視され、消毒ばかりに目を奪われています。

だから学校や病院の給食は消毒薬まみれです。これでは体力のない病人・子供・高齢者は守れません。日頃から免疫力を低下させないような健康管理、すなわち早寝早起きや適度の運動（散歩）・正しい食生活（野菜・海藻多めのバランスの良い和食）などに心掛けて下さい。コロナでも出来ることはしてください。

❐異常出産ゼロ・奇形児ゼロの奇跡

四日市ぜんそくで「空気の大切さ」を教えてくれた大事件がありました。大気汚染で奇形児が急増したのです。「大気汚染で喘息」は理解出来ても、「大気汚染で奇形児」は理解困難です。でも事実ですから仕方ありません。肺から入った汚染物質が血液に乗って全身を巡り、胎児にも影響したのです。この大問題を解決した産婦人科医がいました。中山尚夫先生です。

先生は話されます。「若い頃になかなか治らなかった腎臓病を玄米菜食で治し、また、なかなか治らなかった我が子のアトピー性皮膚炎も玄米菜食で治しました」

素直な発想で「妊婦にも玄米菜食は良いはずだ」と思いました。広島原爆の平賀佐和子さんや長崎原爆の秋月辰一郎医師の奇跡を思い出します。中山先生は病院内で健康講座を開き、妊婦さんに徹底的に玄米菜食の指導をしました。「主食は玄米雑穀で野菜・海藻・大豆中心の和食。肉・魚・卵・牛乳・砂糖・果物・生野菜・パン・菓子・ジュース・コーラ類は厳禁。農薬・添加物も要注意。」かなり厳しい食事指導ですが、生まれて来る我が子のためです。ほとんどの妊婦が実践しました。そして、中山先生の指導を守った妊婦の、何と異常出産ゼロ・奇形児ゼロという奇跡が起きました。玄米の威力・食事療法の総合力がここでも証明されました。素直な発想と根本療法（食改善による血液浄化）の大勝利です。

❒奇形児・発達障害児は減らせる！

将来、丈夫な赤ちゃんを産もうと食事に注意している女性が何%いるでしょう。誰も教えてくれませんから、中高生も肉・卵・牛乳・砂糖・油・添加物・スイーツの毎日で、タバコまで吸っている妊婦さんもいます。四日市では大気汚染で奇形児です。胎児には大気よりタバコや水分・食事・医薬品のほうがはるかに影響は強いはずです。今のままでは流産や死産（奇形児）、小児癌やアトピー・発達障害・原因不明の難病は更に増え続けるでしょう。食品汚染がますますひどくなっているからです。

いま多くの加工食品にビタミンB_1が添加されていて、私は「ビタミンならいいか」と思っていましたが、その正体は薬の塊でした（表5）。

ビタミンB_1をニンニクや米糠から抽出すると高価になるので薬でごまかす訳です。たんぱく加水分解物や酵母エキスはもっと恐ろしいそうです。子供達が大好きなウィンナーや菓子パン・スナック・ドリンク類も薬がタップリです。おやつはおにぎりや蒸かし芋が最適です。

このまま無関心でいると、子供から大人まで病気が当たり前の社会になってしまうでしょう。消費者はまず、よく分からない化学物質（台所に無い薬品）を含む食品を買わないこと。そして栄養豊富で、更に有害物質を排泄してくれる食物繊維タップリの玄米や野菜・海藻・豆・茸・芋類を増やすことです。玄米自然食を心掛けるのが一番安心安全だと思います。

最近、発達障害の方々に知覚過敏（や鈍麻）があり、音や光を抑えた店なら快適に買い物が出来ることが分かって来ました。ですから、これからは彼らが快適に過ごせる環境作りが進むと思いますが、なぜ知覚過敏等が起きるのか、その原因究明も欠かせないと思います。

私達は普段、脳神経系が種々雑多な情報・刺激・雑音等々を自動的に取捨選択してくれて

ビタミンB_1製剤	
酢酸ナトリウム・・・・・・・・	50.0%
クエン酸三ナトリウム・・・・	5.0%
フマル酸一ナトリウム・・・・	3.0%
コメヌカ抽出物・・・・・・・・	0.3%
ビタミンB_1硫酸塩・・・・・	2.0%
DL-リンゴ酸・・・・・・・・・	3.0%
食品素材（デキストリン）・・・	36.7%

表5　添加物VB_1の正体

いるので、会話が出来たり日常生活が難なく送れているのですが、その脳神経系に成長不良が起これば発達障害・脳障害（脳性麻痺など）になる可能性も否定出来ないと思います。

その脳の成長不良の原因物質の1つが添加物や農薬などの合成化学薬品であるという、黒田洋一郎先生（環境脳神経科学情報センター代表）の講演を綜合医学会の東京大会（2016年11月3日）で聞き、化学薬品の恐ろしさを再認識させられました。と同時に、化学薬品の恐ろしさが全く報道されない現代社会の虚しさも感じました。

発達障害児を増やさないためには詳しい調査も必要でしょう。両親が普段、合成化学薬品（医薬品や食品添加物・染

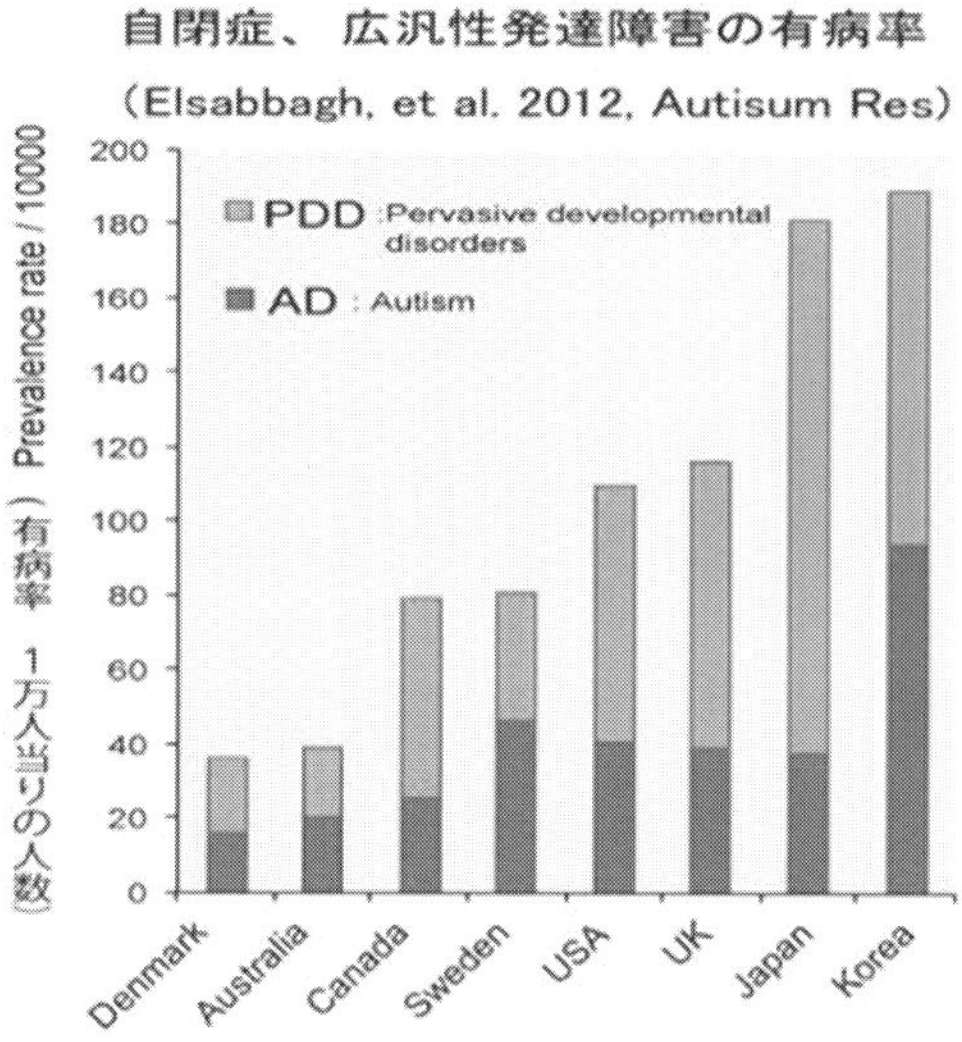

図7　自閉症、広汎性発達障害の発症率

髪料等）を多量に使用していなかったか、妊娠中の母親の食事やストレス・冷えの有無などを詳しく調査すべきだと思います。

実は私の7つ上の兄が発達障害でした。当時（昭和30年代）は精神薄弱児・知恵遅れと言われ特殊学校に通っていました。母に連れられて私も時々学校へ行きましたが、当時は脳性麻痺・ダウン症・自閉症などの子供達が一緒のクラスにいたように思います。

母は妊娠中、父の生死をさまよう伝染病（腸チフス）による心身の疲れと冷えが知恵遅れの原因だったと思うと話していましたが、その後も特殊教育に尽し、機械いじりが得意な兄を機械工場に就職させました。

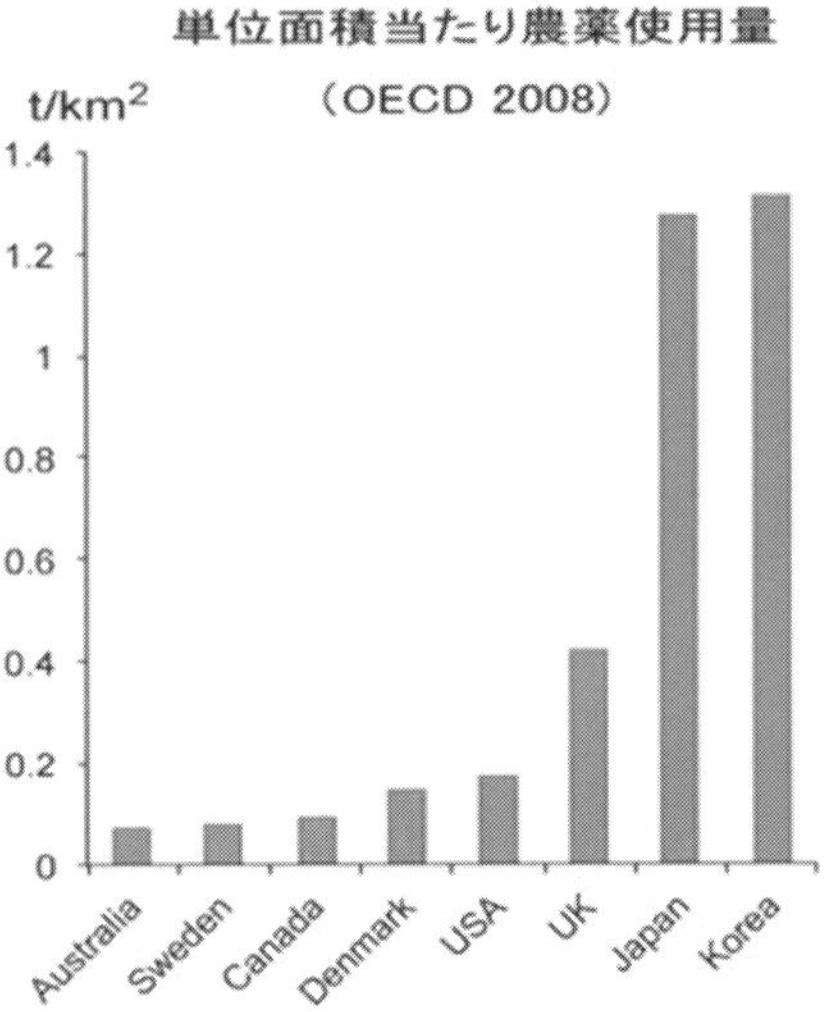

図8　単位面積当たり農薬使用量

　兄は昭和16年生まれですから、当時は農薬や添加物の影響はほとんど無かったでしょう。しかし現在は化学薬品ゼロの生活は無理です。ですから、発達障害児急増の原因の1つに化学薬品の乱用は否定出来ないと思いますが、癌対策と同じで、原因の解明をしないまま「癌と共に生きる」、「発達障害と共に生きる」という方向に社会は流れています。

　原因を考えずに、その場しのぎの対策だけではいけないと思います。福祉の充実・個性（特殊能力）の尊重は大切ですが、発達障害を受け入れるまでの家族の葛藤、時には起こるかも知れない虐待や虐待死を減らすためにも、原因の解明は不可欠だと思います。

❐日本は有害物質を使い続ける後進国

四日市ぜんそくの原因は硫黄酸化物、水俣病の原因は有機水銀と解明されると、その予防措置が講じられ、新たな患者は激減しました。しかし、癌や糖尿病・動脈硬化等々は原因が複雑すぎて予防措置を取ることは出来ません。生命現象そのものがあまりにも複雑怪奇なので今の科学では解明出来ないのです。

ですから癌の原因も予防法もほとんど分かりません。原因も治療法も分からない難病はまだまだたくさんあります。副作用の無い薬を作ることも出来ません。添加物や農薬などの複合汚染が難病や癌・発達障害などの急増と関係あるのか無いのかも証明出来ません。ですから、企業もどんな病気を引き起こすかも分からない合成化学物質（精密機器の洗浄剤や農薬・添加物・医薬品等々）を更に使い続けています。

先日、添加物の勉強会に通っている友人からのメール（写真）に驚きました。アメリカでは、日本の菓子類や焼き肉のたれにまで「警告：この商品にはカリフォルニア州でがん、先天異常、その他の生殖障害を引き起こす可能性があるとされている化学物質が含まれております」と表示されて売られているのです。食べるか食べないかはあなたの自由、自己責任だということです。

日本ではこんな警告文を見たことがありません。先進国とは命と健康を重視して、疑わしい化学物質を規制したり警告出来る国だと思います。疑わしい化学物質を当たり前のように使い続けている日本はまだまだ先進国とは言えないと思います。

半信半疑のすすめ 16

【農薬大国：日本　国内産も要注意！】

蜜蜂大量死の原因と言われているネオニコチノイド系農薬は、フランス・ドイツ・スイス・韓国・オランダ・イタリア・台湾など使用禁止の国が続出。健康後進国・日本はネオニコチノイド系も規制緩和で、ほうれん草では13倍も増えています。規制値では桃・梨・りんご・トマトはＥＵ（欧州連合）の50倍、ぶどう・苺・お茶では５００倍も使用しています。

内科小児科院長の青山美子医師は、「血圧や心臓の異常、めまいや短期記憶障害などの脳神経系の患者が多い。ネオニコチノイドは危険！」と警告しています。

２０１６年５月に、台湾が日本産の苺を輸入禁止処分にしたと報道されました。残留農薬が台湾の基準の２００倍もあったそうです。農業団体は「日本の残留農薬基準は世界一厳しい」と言っていますが、それは一部で、本当は日本人は農薬・添加物（合成化学薬品）まみれの食品を知らずに食べさせられている憐れな民族なのです。安い中国産の肉や野菜の輸入も再び急増していますが、店先で「中国産」の表示はほとんど見掛けません。加工食品や外食で毎日のように食べさせられている訳です。でなかったら、どうして癌や難病・アレルギー・不妊症・発達障害等々がこんなに増え続けるのか理解出来ません。

２０１７年３月のニュースによると、オリンピックの選手達に安全な農作物を食べて貰うため、２０１２年のロンドン大会から国際認証制度（グローバルＧＡＰ）が採用されていますが、今の日本ではこの制度に適合した農作物はたったの１％だそうです。日本の作物は薬漬けなのでしょう。無農薬・有機農法をもっと広めなければいけないと思います。

しかし、経済優先で逆に農薬の規制が緩和されてしまう日本です。飽食美食を減らし、本気になって安心安全な食べ物を求めないと日本は病人だらけの国になってしまいます。経済も大切ですが、命と健康はもっと大切なはずです。「化学物質に頼らない新しい生き方」＝「私利私欲を抑え、命と健康を最優先にする生き方」が求められていると思います。

【コンビニが農業を再生する？】

最近は農業に乗り出すコンビニも出て来ました。食糧自給率の目標を50%→45%に下げ、日本の米・麦・大豆などを守ってきた「種子法」も規制緩和として廃止したように、国の農業再生は本気とは思えません。こうなったらコンビニに期待します。地域の農家や農協と提携して無農薬・無添加の食品を増やせば、病人も医療費も減り、食糧自給率は高まります。地方創生・農業再生のために頑張れ、良心的スーパー・コンビニ！

5 今こそ医療大改革の時 ～医療が変われば日本が変わる～

多くの国民は健康を望んでいます。しかし、健康食品は気休め程度で本当に効いているのかどうか分からない。ヨガや整体だけでも不安だ。かといって、検査漬け・薬漬けの医療も嫌だ。医薬産業は今こそ、不安を抱えている多くの国民の健康管理を一手に引き受ける体制を国や自治体と一緒になって整える時だと思います。

永遠に国民を薬漬けにして儲ける医療から、国民を真の健康に導いて儲ける医療に変わる時です。かつての健康長寿国：日本が世界の先頭に立って医療大改革を断行すべき時だと思います。既に、日本の伝統食を基本にした綜合医学で病人を減らそうと努力され、病人達に「自分の健康は自分で守れ！」と医療からの自立を促している医師も少しずつですが増えています。

日本の医学界もやっと健康的医療に踏み出そうとしています。2015年4月の医学会総会で、「病気の兆候を早い段階で把握し、発症を防いだり病気の進行を遅らせるための医療」＝「先制医療」の重要性を、「健康社会宣言2015関西」として発表しました。

この「先制医療」を進める上で欠かせないのが健康の三原則＝「食・動・心」＝「食事と運動（労働）と心」です。慢性病（成人病）のほとんどは生活習慣病ですから、「早期発見・早期治療」で早期に生活習慣（食事や運動・働き方・ストレス等々）を改善すればすぐに健康な体を取り戻せるはずです。

ところが、「食事療法」を無視して今までと同じ発想の「遺伝子検査で病気を予見し、薬やワクチンで予防する先制医療」になってしまったら、検査漬け・薬漬け医療が更に蔓延して医療費は爆発的に増え、医薬産業のための先制医療になってしまいます。病院に頼って生活習慣を改善しようとしない国民に、その無関心さに気づいてもらうためにも、「生活習慣の改善」の重要性を広く国民に訴え、また医療スタッフが病人の一人一人に具体的に生活指導・食事指導が出来る体制を整えて欲しいと思います。

「食が血となり、血が肉となる」のですから、良い食事が血液をきれいにして健康体を作り、悪い食事が血液を汚して病気を作るということは誰でも理解出来るはずです。尿や血液を調べればほとんどの病気が分かるように血液は重要です。その血液の材料が飲食物ですから、塩分が多ければ血圧が、肉が多ければコレステロールが上がるのも分かります。ですから先進国では食事療法を重視するようになって来ました。

❐その場しのぎの薬医学から真の医学【医食同源】へ

約2500年前の古代ギリシャの医聖：ヒポクラテスは魔法や呪いの医術を医学に変えた偉人です。当時、病気の原因は神や自然（木や石など）の祟りだと思っていたので、呪いなどで治そうとした訳です。しかし、ヒポクラテスは病気は自然の祟りではない。万病の原因は1つ、すなわち体液（血液など）の汚れ・滞りであると見破りました。これを東洋では【万病一元】と言います。

そして、「人間は誰でも病気を治す力を持っている。その力を自然治癒力という。その自然治癒力を高めるのが医者の任務である」と定義し、血液の汚れを治すのに最も重要なのが食事であると説きました。血液の材料が飲食物ですから当然の結論だと思います。だから「あなたの食事をあなたの医者とせよ、あなたの薬とせよ」と言いました。これを東洋では【医食同源】【薬食同源】と言います。

更に彼は血液の汚れ・滞りの改善のために運動やマッサージ・温熱療法、下剤や浣腸・発汗（入浴）等々を勧めました。ヒポクラテスの医学も東洋の医学もほとんど同じであることに気づくでしょう。古今東西、真理は1つであり、【万病一元】【医食同源】が真の医学なのです。

「ヒポクラテスの誓い」では、力の限り人命尊重で患者のために尽くし、有害な方法は決して用いない、患者のプライバシーを厳守する、医を算術にしない等々を神に誓っています。ヒポクラテスは理論と実践において医の最高原理を示したので、「医聖」とも「西洋医学の父」とも呼ばれ世界中の医師から尊敬されています。しかし現代の医療は薬優先で、「万病一元」「医食同源」「医は仁術」は軽視されています。

欧米では発癌性などで禁止になっている添加物（赤色2号、3号等々）を日本ではまだ使用しています。肉類の亜硝酸ナトリウムには発癌性が疑われ、パンや菓子・ケーキ類のトランス脂肪酸も心臓病だけでなく、アレルギーや子宮内膜症・不妊症増加の原因と疑われています。

健康人は内臓が丈夫ですから何を食べても良い？かも知れませんが、病人は内臓や神経が弱っているので食事には健康人以上に注意するのが当たり前です。医師の「何を食べてもいいですよ」は即禁止にして頂きたいと思います。

医師が「生活習慣の改善、特に食改善が重要です。食事を改善すればあなたの体調は早く良くなりますよ」と言うだけで患者は目を覚まします。医療は激変し、先制医療が功を奏します。食事療法重視の「真の医学」が確立し、より多くの病人が救われます。

ヒポクラテスは「食事で治らない病気は医者でも治せない」と言いました。医療の主役は患者であり、食事療法だということです。ヒポクラテスは「医者は患者が治るお手伝いをしているにすぎない」とも言っています。治療は患者ファーストが当たり前なのです。

❏癌も糖尿も、病気は全て自分の免疫力で治っている！

重症の糖尿病を玄米食と運動で奇跡的に治された元がんセンター疫学部長の渡邊昌先生は、食事療法や代替療法を学ぶ医療大学院設立のために尽力されました。

先生は疫学部長当時に築地での飽食美食がたたり重症の糖尿病になり、専門医から「治りません」と宣告を受けました。失明・下肢切断・人工透析の不安もありながら、必死に治療法を探し求め、玄米食と運動で治す決心をし、1年程で見事に糖尿病を克服されました。

その食事療法の威力に驚かされ、がんセンターを辞めて東京農業大学で栄養の勉強をされ、調査・研究を重ねて出版されたのが「食事でがんは防げる〜アメリカでがんが激減した理由〜」（光文社）です。その後、国立健康・栄養研究所理事長等々を歴任され、「糖尿病は薬なしで治せる」（角川ONEテーマ21）などたくさんの著書を出されました。糖尿の方は是非ご一読下さい。

薬で病気が治るなら、治療薬のある病気は全て治るはずです。なぜ同じ病院で同じ薬を使っても死ぬ人と助かる人がいるのか。それは免疫力（年齢・気力・体力・抵抗力・生命力）の違いです。

結核で考えてみましょう。皆さんは、結核の原因は結核菌だと思っていますが、そうでしょうか。子供の頃、ツベルクリン注射でほとんどの子が陽性でした。結核菌が知らないうちに体の中に入って来て、それに対する免疫（抗体）が自然に出来た状態が陽性（自然陽転）です。多くの子に結核菌が侵入したのに発病していないのですから、結核の原因は結核菌とは言えないと思います。免疫が弱っていると結核菌が増殖して発病するので、原因は免疫力の低下と見るべきです。

新型コロナウイルスもインフルエンザも普通の風邪もメカニズムはほとんど一緒です。新型コロナに感染しても、免疫細胞（組織）の強い人は自分の体で抗体を作れるので軽い症状があるか無いかで治ってしまいます。血液がきれいであれば、すなわち水と酸素と栄養の状態が良ければ抗体はうまく作れる訳です。ですから日頃からの健康管理、特に血液を汚す飽食美食や過労・ストレス・酒・タバコ・夜更かしなどには十分注意する必要があると思います。

戦前は「国民病」と言われたほど、結核で多くの人が死にました。住・労働環境や衛生・栄養状態などが悪すぎたので免疫力・抵抗力が低下して、発病して死んだのです。ストレプトマイシン（抗生物質）などの登場で死者は減りましたが、ゼロにはなりませんでした。抗生物質で治るなら全員が治るはずです。抗生物質で結核が治るのは、薬で結核菌を殺して少なくし、少なくなった菌を自分の免疫力（白血球や抗体）で全滅させれば治るのです。薬で全滅させようと大量の薬を使ったら、薬の害で人間も死んでしまいます。薬は単なる脇役で、主役は自分の体（免疫力）です。その免疫力＝白血球や抗体などは血液や細胞の中で働くので、血液がきれいになれば免疫力が高まって結核は治ります。

新型コロナウイルスには特効薬がない状態でも、大勢の人は治っていました。適切な対症療法のおかげですが、根本的にはやはり患者自身の免疫力がコロナ肺炎を治したのです。基礎疾患（肺や肝臓・腎臓・心臓等の疾患、糖尿病・高血圧など）が無ければ血液の汚れは少ないので治り易い訳です。日頃から基礎疾患（慢性病）に罹らないように腹八分の和食に心掛けることも大切だと思います。

❐食事（栄養）は副作用の無い最高の万能薬！

感染症の薬は病原体を抑えるので見た目には体に良さそうでも、裏では全身の細胞や遺伝子を傷つけています。例えば、新型コロナウイルスに使われた「アビガン」はその毒性でウイルスを退治しますが、遺伝子を傷つけて奇形児を産む危険性が高いので妊婦には使えません。

遺伝子を傷つける薬（毒）は全身の細胞にも良くないので、緊急時に使うのは許されるとしても、本当は万人に使うべきではありません。薬とは全てこういうものです。薬には必ず副作用があり、全ての薬はどんな合併症や難病を引き起こすかも分からない恐ろしい物質です。病気（薬）を遠ざけるには日頃からの健康管理が最も大切です。

逆に栄養は全身の細胞を元気にします。全ての細胞が栄養によって生かされているからです。例えばビタミンCはお肌にも老化防止にも、目にも風邪にも癌にも有効です。ビタミンB_1もB_2もカルシウムもマグネシウムも全身の細胞から内臓・神経・筋肉等々を元気にします。ただし、栄養の過不足やバランスには注意が必要です。難しいようですが簡単です。和食・玄米食を腹八分に食べていれば良いのです。

時々ビタミンCのように、お肌にも風邪にも疲労回復にも糖尿にも高血圧にも癌にもと、健康食品を万能薬のように誰にでも勧める人がいますが、こんな万能薬みたいな物はあるのでしょうか。実はあるのが当たり前だと思います。

酸化（老化）を防ぐビタミンCは全ての細胞の味方で、万病の回復に役立ちます。ビタミンB類もミネラルもアミノ酸もDHAもポリフェノールも万病に有効です。玄米は癌にも放射能にも良いので万病にも良いはずです。簡単です。バランスの良い栄養（食事）は万病に良いのです。これが信じられない人は風邪には風邪薬、血圧には血圧の薬という医療に慣らされてしまっているからです。

「良いもの（栄養）は全てに良くて悪い物（毒・薬）は全てに悪い」というのが生命の法則だと思います。全ての細胞・組織・内臓は1つの受精卵から出発しているので、全身の細胞は全て受精卵の親戚です。ですから肝臓の細胞に良いアミノ酸やビタミンCは血管にも筋肉にも目にもお肌にも糖尿病・高血圧等々にも良いはずです。

逆に抗癌剤や放射線は有害ですから癌細胞を殺しますが、善玉菌も殺し、免疫力を低下させます。2020年4月に有名な女優さん（63歳）がコロナ肺炎で急死されましたが、免疫力を激減させる乳癌の治療直後に感染されたことがあまりにも不運でした。ご冥福をお祈りいたします。

抗癌剤は全身の細胞を傷つけるので、胃腸にも血管にも頭皮にも良くありません。だから食欲不振・歯肉からの出血・脱毛などに苦しみます。運良く免疫力が高まれば助かりますが、高まらなければ助かりません。どんな病気でも免疫力の強弱が一番の問題で、弱っている時は強化し、暴走している時（アレルギーなど）は抑制が必要です。その制御に欠かせない栄養が整っていれば免疫の強弱は自由自在に制御出来ます。だから食事が重要なのです。

抗生物質の飲み過ぎで起こる多剤耐性菌や偽膜性腸炎には効く薬が全く無く、死亡率も高い。こういう状態になって初めて病院は食事療法や善玉菌の注入（糞便移植）で患者を助けようとします。だったら初めから食事療法をすれば良いのに、日本ではなかなか食事療法をしません。適切な栄養と水と酸素を与えて全身の細胞が元気になれば全ての病気は治り易くなるのに、残念でなりません。

適切な栄養が国指定の難病治療薬として承認されました。（朝日新聞デジタル２０１９年２月21日）タウリンという魚介類に多い栄養素です。遺伝子の異変でタウリン不足になって細胞で蛋白質の合成がうまく出来ないと、体の麻痺や視覚障害など脳卒中に似た症状が出ます。これをミトコンドリア病といい、この難病にタウリンが有効なのです。

でも、この栄養素は心不全や肝機能低下の薬として既に承認されていました。（大正製薬の「タウリン散」）。ところで、タウリン散のように心不全にも肝機能低下にも良い薬なんて今まで聞いたことがありません。薬とは心臓病の薬・肝臓病の薬・高血圧の薬というように、普通は１つの病気や症状に使うものです。しかしタウリンは栄養なので心臓にも肝臓にも体の麻痺にも目にも良いのです。

インターネットで「農林水産省　タウリン」と検索すると次のように書いてありました。

【タウリンの働き】

・血液中のコレステロールや中性脂肪を減らす。
・血圧を正しく保ち、高い血圧を下げる。
・肝臓の解毒力を強化。アルコール障害にも効果的。
・インスリンの分泌を促進し糖尿病の予防・治療に有効。
・視力の衰えを防ぎ、新生児の脳や網膜の発育を助ける。

タウリンが正に万病に効く薬のように思えますが、実はタウリンだけではありません。ビタミンB_1も、B_2も、ビタミンCもEも、カルシウムもマグネシウムも亜鉛も銅も・・・全て万病に良いのです。

栄養が全身の細胞を作り、全身の細胞・組織で働いているからです。だからタウリンはコレステロールや血圧を正常に保ち、心臓にも肝臓にも糖尿にも有効で、老若男女の目にも脳にも良いのです。もちろん、お肌にも血管にも神経系・ホルモン系にも良いはずです。

玄米や大豆に多いビタミンB_1も全身の細胞で働いているので全身に良いはずです。ですからB_1が欠乏すると脚気・慢性疲労・むくみ・便秘・情緒不安定・心臓肥大、ウェルニッケ脳症（認知症状）まで起こします。最近では、B_1が不足すると免疫力が低下して感染症にかかりやすくなることも分かりました（医薬基盤・健康・栄養研究所）。

栄養素の知られざる働きが次から次へと発見されています。カルシウムというと骨しか思い浮かびませんが、筋肉にも神経にもお肌にも妊娠にも免疫にも寿命にも関与しています。全身の細胞で100も200も色々な働きをして私達の命と健康を守ってくれています。いかに栄養（食事）が重要であるのか、分かって頂けると思います。健康人も病人も、1日1回はビタミン・ミネラル・食物繊維・ファイトケミカルの豊富なスーパーフード＝玄米を食べて頂きたいと思います。

❐食事は栄養素より食材のバランスで考える時代

医薬品にはこんな万能薬的な働きはありません。降圧剤は血圧を下げるだけ、目の薬は目だけ。そしてほとんどの薬が一時押さえで、一生治らず死ぬまで使い続けます。そして副作用もある。だから救急以外では薬は避けたほうが良いのです。腹八分の玄米自然食が最高の健康法＝治療法だと思います。

栄養は副作用の無い万能薬です。ただし、合成・抽出した栄養（有効成分）は薬品に近く副作用の危険性があるので、とる量や種類には注意が必要です。1994年の「β‐カロテンで肺癌増加！」のニュースは世界を驚かせました。β‐カロテンを人参でとれば良いのに、サプリメントでとったので副作用が出たのです。人参はβ‐カロテンだけでなく、カリウムやカルシウム・鉄・銅・亜鉛・食物繊維・糖質・脂質・蛋白質等々無数の栄養を含んでいて、全てが有効成分です。

全ての食べ物も同じです。だから食べ物が命と健康を守ってくれていて、一部の有効成分だけでは健康は保てません。タウリンの入ったドリンクではなくて魚介類を食べる。ビタミンB_1やカルシウムの錠剤ではなくて玄米や小魚を丸ごと食べる。β-カロテンや葉酸だけでなくて野菜を食べる。自然の食べ物には無数の栄養があり、健康にはこの無数の栄養が不可欠なのです。鯖缶のDHAだけ、ブロッコリーのスルフォラファンだけが良いのではありません。無数の栄養の総合力で命と健康は保たれ病気も治っています。だから10や20の有効成分（サプリメント）に頼る食生活では健康の回復・維持・増進は望めません。食事（栄養）は総合力です。バランスが大切です。

最近、テレビや健康雑誌で「豚肉VS鶏肉」「柿VSみかん」などと食品の有効成分を分かりやすく面白く対決させて解説していますが、両方食べようと思って食べ過ぎるのはいけません。反対に片方に偏り過ぎるのもいけません。一番良くないのは自分勝手なバランスになることです。また、栄養士の「○○はバランスの良い果物です」とか「××は水分が多くて栄養はほとんどありません」などという言葉にも十分注意して下さい。バランスの良い果物なんてありません。栄養の無い食べ物もありません。自然が与えてくれた食べ物にはみんな個性（特徴）があって栄養もたくさんあります。何が何だか分からなくなりますが、結局は食の自然法則（適応食・身土不二・一物全体食）と⑤③①①に近づけるのが一番安全だと思います。

□癌も免疫力で治すしかない

誰の体の中でも毎日毎日、数千個の癌細胞が生まれています。でも免疫力（リンパ球・NK細胞など）が強ければ、癌細胞をどんどんやっつけるので癌にはなりません。ところが、悪い食事や過労・ストレスなどで免疫力が低下して癌細胞が増殖すると癌になります。

抗癌剤や放射線は癌細胞を殺して減らすことは出来ても全滅は出来ません。全滅させるほど大量に使ったら、その害毒で患者が死んでしまいます。抗癌剤も放射線も手術も癌細胞を減らせてもゼロには出来ないのです。

そして悪いことに、抗癌剤・放射線・手術は免疫力を低下させます。だから抗癌剤や放射線で白血球が極端に減ると、白血球が増えるまでしばらく治療を中止します。この間に、免疫力を高める食事療法をすれば早く回復するのに、癌専門医は食事療法を無視します。だから回復が遅れます。再発・転移しやすくなります。再発や転移を防ぎ完治させるには免疫力を高めるしかないと思います。食・動・心の総合力で免疫力を高めるのが一番確実です。

抗癌剤・手術・放射線（三大療法）で治った人はその治療のおかげで治ったと思っていますが、実は自分の免疫力が回復して治ったのです。食事や休養、本人の気力、恐怖心の解消、家族の絆などが免疫力を上げてくれたおかげです。反対に、いくら三大療法で一時的に回復しても免疫力が高まらなければ再発・転移します。ですから免疫力を低下させる抗癌剤などを続けていると、大半の人は癌に負けてしまいます。

本庶佑教授がノーベル医学生理学賞に決まり、夢の癌治療薬としてオプジーボが大注目を浴びましたが、癌専門医や全国がん患者団体連合会も「オプジーボは夢の薬ではない」と注意を呼び掛けています。効きそうな癌はまだ一部に限られていて、重い副作用もあるからです。「末期癌にはほとんど効果が無かった今までの抗癌剤よりは少しは良い」程度くらいに考えるのが正解だと思います。

抗癌剤や放射線の治療中に多くの患者さんは脱毛や歯肉の出血、吐き気や食欲不振などの副作用に苦しみます。抗癌剤や放射線は癌細胞を殺しますが健全な細胞も殺します。毛根の細胞や胃腸の粘膜細胞、腸内細菌も殺します。だから副作用（吐き気など）に苦しむのです。

脱毛や吐き気などは免疫力（体力）が明らかに低下している証拠で、こんな状態で癌が治ると思いますか。良い食事をすれば免疫力が高まるのに、医師は「食事は関係ない」「何を食べてもいいですよ」ですから免疫力は高まらないと思います。

また、ほとんどの病院給食は摂取栄養素の数字合わせの食事で、更に食中毒を避けるために食材の添加物などは一切気にせず、消毒薬もしっかり使っています。これでは治る病気も治らないと思います。

三大療法を受けながらでも手作りの和食を差し入れして下さい。玄米を良く噛んで食べて下さい。玄米のお粥やスープでも構いません。私達の全身の細胞は栄養によって生かされています。抗癌剤（毒）によって生かされている細胞は１つもありません。抗癌剤を脇役として使っても結構ですが、主役の栄養と水と酸素を与えなければ患者は必ず死にます。

発癌性が高いと言われている肉や牛乳、添加物タップリのハムやベーコン・ソーセージなどを毎日のように食べていて免疫力が高まるとは思えません。いつまで、「肉でスタミナ（体力）」という子供だましの肉食信仰を続けるのでしょうか。「加工した肉はもちろん、赤肉も減らそう！」と世界の栄養学は教えています。もちろん、健康な人が肉を程々に食べるのは構いませんが・・・。

❐末期癌にこそ食事療法が大事

食重視の「真の医学」でも助からない人はいます。闘病とは常に免疫力と病気との戦いですから、免疫力が上回らなければ死にます。それは現代医学でも同じです。いくら最新の手術・薬を駆使しても免疫力が高まらなければ助かりません。問題なのはほとんどの化学薬品に毒性があり、最も大切な血液を汚して免疫力を弱めることです。だから治りが悪いのです。癌がその最も良い例だと思います。

食事療法で末期癌を60％近く治している代替療法の医師も、助からなかった患者について次のように語っています（月刊誌「致知」２０１５年10月号）。

「残念ながら亡くなられた方もおられるのですが、その理由は、1つは既に（病院の）治療段階で抗がん剤が使われすぎていて、食事療法をいくら頑張っても骨髄機能が回復せず、リンパ球が増えないケースですね。こうなると免疫力が低下したままなので回復はとても難しい。それから食事療法を続けている途中でもう治ったと患者さんが勝手に判断して、肉食や飲酒を始めてしまうというのもあります。最後の1つは大腸がんなどがひどくなって腸閉塞を起こしてしまうケース。これも栄養素が腸から吸収されなくなるので食事療法が効きません」と語っています。

大病院での抗癌剤で免疫機能（腸や骨髄）が破壊されたら何をしても助かりません。また、いかに癌患者にとって肉食や飲酒が良くないのか、生命（免疫）にとっていかに栄養を吸収する腸が大切なのかも分かります。

栄養（食事）と免疫が重要なのは癌だけでなく、糖尿病や高血圧症・脳梗塞・心筋梗塞等々すべての病気も同じです。しかし、交通事故や緊急の場合には食事療法や手当て療法の余裕はありません。臨機応変の処置が必要で、すぐに切ったり縫ったりしなければ、いくら内臓が丈夫でも出血多量や血行不全で死んでしまいます。水と酸素と栄養を全身の細胞に運ぶ血管・血液がいかに重要であるかが分かると思います。

もう分かって頂けましたか。私達の普段の生命活動（起床・食事・仕事・休養・運動・趣味等々）において、より重要なのは薬と食事のどちらでしょう。もちろん、食事です。どんな病気・症状でも決して食事を自分勝手にしてはいけません。生きるために最も重要なのが血液（水・酸素・栄養・免疫力）だからです。

現代医学は「医の原点＝ヒポクラテス」に帰るべきだと思います。しかし全てヒポクラテス（2500年前）に戻る必要はありません。現代医学に食事療法を加えるだけで良いのです。簡単なことです。治る人が飛躍的に増えると思います。薬を信じている患者さんも食事は毎日しています。どうせ食べるなら添加物・消毒薬タップリの病院の食事より、自然食のほうが良いに決まっています。白米より玄米が良いに決まっています。

「白米が食べられないなら死んだほうがましだ」「酒が飲めないなら死んだほうがいい」という人は自由にして良いと思います。玄米食や禁酒をしても100％治る訳ではないからです。ここが食事療法を信じ切れない一番の難関であり、多くの人がなかなか実践しない理由だと思います。

同様に、現代医学でも100％治る訳ではありません。末期癌の治る確率は1％くらいです。なのに、こちらは多くの人が信じています。現代医学の効果は一時的で、運良く免疫力が高まれば完治しますが、多くの病気は死ぬまで薬漬けです。真の医療とは、病人にも健康人にも欠かせない食事の改善を土台にして免疫力を高めて完治させることで、決して死ぬまで薬を飲ませることではないはずです。

薬を使っても結構ですが、食事療法を併用すれば薬の副作用も減り、病気は早く回復します。

食事は大事です。自分が生き延びる方法を研究するために医師になり、半世紀も診療を続けて来られた小児科医の王瑞雲先生は「日本の伝統食を基本にした統合医療は世界一！」とカナダから世界に発信されています。

❏万病に有効な「手当て療法」でオキシトシンを出そう！

癌でも糖尿でも健康な人でも指圧や温熱療法を受けると血行が良くなり、凝りがほぐれて気持ち良くなります。気持ち良くなれば自律神経・ホルモン系の働きも改善されます。最近の研究では、スキンシップで気持ち良く感じるとオキシトシンというホルモンの分泌が高まって免疫力も高まることが分かって来ました。

今までオキシトシンは女性特有（出産・授乳）のホルモンと言われていましたが、男性でも分泌されていて、互いに愛や幸せを感じたり、子を守り・育てようという気持ちが自然と湧いてきます。相手を許し信頼し、互いを認め合い助け合おうとする凄いホルモンでハッピー・ホルモンと言われています。

癌や膠原病など難病を抱えているご家庭ほど、お互いにスキンシップに心掛けると良いと思います。肩をなでたり、手や背中をさすったりするだけで免疫力も生命力も高まって、心身の様々な悩みや苦しみ・症状が改善されるのです。認知症が治った、うつやリウマチなども良くなったと報道されました（ＮＨＫ）。夫婦・親子・友人同士でスキンシップに心掛けましょう。昔から行われて来た「手当て療法」です。お金は掛かりません。ちょっとの勇気と思いやりがあれば誰にでも出来ます。

更にオキシトシンは、手当てを受ける人よりも手当てをする人のほうがたくさん分泌されます。思いやりを持って相手を癒やしてあげたいという心と言葉と行為がオキシトシンを出すのです。童謡の「母さん、お肩を叩きましょう、タントンタントンタントントン」というような家庭や学校・職場が増えれば、健康な人が増えます。いじめも激減すると思います。

一番簡単なオキシトシンの出し方はお風呂にゆったり浸かることです。シャワーでなく、１日１回は何もかも忘れてゆったりとお風呂に浸かりましょう。このへんにも、日本人の長寿の秘密があるのかも知れません。

２０１８年９月にＮＨＫの「東洋医学・ホントのチカラ～科学で迫る鍼灸・漢方薬・ヨガ～」を見て驚きました。アメリカの空軍基地では耳の針でギックリ腰を治していました。アフリカでは免疫力を高めるお灸が結核の治療に良いと人気になっている様子も紹介され、日本でも鍼灸がストレスの軽減から脊柱管狭窄症の治療に用いられています。

特に驚いたのは逆子にお灸が有効だということです。足の小指の至陰というツボにお灸をすると、お腹が温まって赤ちゃんが動き出して逆子が治るのです。女性（特に妊婦さん）はお腹や足腰を冷やしてはいけないということも理解出来ます。過活動膀胱なども簡単な刺激で改善していました。これらの共通点は何だと思いますか？　実は全てがスキンシップ療法なのです。

皮膚は体の全細胞・組織・内臓を包んでいる単なる袋ではなく、受けた刺激を神経・血管・筋肉を通して脳へ、脳から自律神経・ホルモン系・血管系へ、そして37兆の全細胞に伝えています。逆に全細胞・内臓の異常は皮膚の異常として表に出て来ます。皮膚免疫の研究も進んでいて、温度差・湿度差など外界の刺激を真っ先に感じ取る皮膚への刺激（手当て）が一番簡単で効果的な健康法＝予防法＝治療法であると注目される日も近いと思われます。

この動物としてのメカニズムは「内臓皮膚反射（関連痛）」として、既に科学的に解明されていますが、西洋医学では診断には役立てても治療にはほとんど使いません。薬で治す医療が主流になっているからです。東洋医学ではあまり科学的には説明されていませんが、膨大な経験の積み重ねによって把握していて、皮膚（ツボ＝経穴）への刺激で生命の仕組み（自分で治ろうとする力）が働き出すことを理解しています。

それで、病気の治療・予防から健康の維持・増進、美容にまで東洋的治療が役立っているのです。足ツボや整体・漢方薬・ヨガなども人間の治ろうとする力が働き出して体調が良くなります。食事療法も同じです。このように生命の仕組み（自分で治ろうとする力＝免疫力）をうまく利用すると、腰痛・結核・逆子・過活動膀胱ばかりでなく、癌や脳梗塞・心筋梗塞・高血圧症等々の生活習慣病も案外早く改善すると思われます。

❐残酷な癌治療

最近は、抗癌剤は無力だ、否、むしろ有害だと言う専門家が増えて来ました。「抗ガン剤に殺される」（船瀬俊介著、花伝社）等々の書籍も増えて来ました。船瀬氏は講演で、「あなたが癌になったら抗癌剤治療を受けますかと尋ねると、医師の99％は受けないと答える」と語っていました。

末期癌にはほとんど効かないと分かっている抗癌剤を誰のために使うのか。国の方針（ガイドライン）を守るため、抗癌剤の治験例を増やすため?末期癌が抗癌剤で治ると思っている医師はあまりいないと思われます。自らが癌になり、抗癌剤治療を受けて激烈な副作用に苦しみ、癌治療がいかに残酷なものか懺悔している医師もいます。

癌専門医が抗癌剤治療を重視して食事療法や健康食品を軽視するのは何故なのでしょう。その理由の1つに、それらを併用すると抗癌剤が本当に効いているのか判断出来なくなる、という話があります。例えば、玄米にはビタミンEやフィチン酸・アラビノキシラン等々の癌の予防・改善に役立つ成分がたくさんありますが、抗癌剤治療をしている患者が玄米食をして治ったら、抗癌剤で治ったのか玄米食で治ったのか判断出来ません。だから玄米食をさせないようです。

しかし患者からすれば治れば良いのです。どちらで治っても両方で治っても良いのです。

それを調べるのが真の科学者だと思います。抗癌剤が何％効くのかという研究のために患者をモルモットにするような癌治療は直ちに止めて頂きたいと思います。

❐食事療法で癌が治ってはいけないのでしょうか?

癌患者からの食事の質問に対して、多くの医師は「癌と食事は関係ありません」「何を食べてもいいですよ」と答えますが、本当に「何を食べてもいい」のなら玄米を食べても健康食品をとっても、良いはずです。でも玄米や健康食品はほとんど否定されます。もし玄米が本当に駄目なら、玄米の何がいけないのか、玄米の何という成分が抗癌剤の邪魔をするのか説明すべきです。健康食品に関しても説明すべきだと思います。「癌と食事は関係ない」というのは本当なのでしょうか。その言葉に科学的な根拠はあるのでしょうか。

「病気と食事は関係ない」というのは間違いだと思います。スターウォーズの戦士?のように、人間がガソリンや電気で生きているのなら食事は関係ありません。好き勝手に飲んだり食べたりしても大丈夫でしょう。しかし、そんな時代は来ません。人間は飲食物等によって得られる水と酸素と栄養で生かされているので、「病気と食事は関係ない」は間違いです。医師が何とおっしゃろうと、病人は暴飲暴食・飽食美食・偏食等々は控えるべきです。そして、これは何病の人にも健康人にも当てはまることです。

□エビデンス（科学的根拠）はいい加減！

食事療法や健康食品を否定する理由の2つ目は、「それらにはエビデンス（科学的根拠）が無いから」と医師は言われますが、WHOやハーバード大学がエビデンスの無いことを発表するでしょうか。現代医学に都合の悪いことは全て「エビデンスが無いから」と否定するのはあまりにも非科学的だと思います。

大体、「エビデンス」そのものが怪しく、抗癌剤の認可基準もかなりいい加減だと思います。1995年9月10日の朝日新聞に、「奏効率18％というのは、しこりが薬に反応して1/2以下に縮んだ人が18％というにすぎない。それで治るのでも命が延びるのでもない。がんが1カ月以上縮んでいさえすれば、後に死んでも奏効に数えられる」とありました。すなわち、抗癌剤を使った被験者のわずか2割ほどの人の腫瘍が1カ月間で、1/2に縮小していれば効果ありとして認可するようです。8割の人の腫瘍が全く縮小しなくても、2カ月目以降に腫瘍が再び大きくなって被験者全員が死亡しても認可するのでしょう。こんな「科学的根拠」や「認可」なんて私には信じられません。私は、奏功率＝有効率＝治る確率と思っていましたが誤解だったようです。末期癌治療では、癌細胞が薬（毒）に反応して短期間だけでも良くなったように見えれば奏功なのです。奏効率は治る確率ではないようですから十分に注意して頂きたいと思います。「科学的根拠」がいい加減になる理由は、そもそも人間の体のことがまだほとんど分かっていないからです。多くの国民は人間の体のことはかなり解明されていると思っているようですが、ノーベル医学生理学賞を受賞した利根川進博士が「人間生命がどのくらい分かっているかというと、大海原の一滴の水ほどしか分かっていない」と語ったように、実は生命の仕組みも病気のメカニズムもほんの一部しか分かっていません。大隅良典教授や本庶佑教授も同様の発言をされていました。これが優秀な科学者の本音です。

ほぼ完璧なロケットやIT機器に驚嘆する人は大勢いますが、実は「生命の科学」と生命の無い「機械の科学」とは全然違います。機械は設計図を見れば簡単に修理出来ますが、人間の設計図はありません。いくら遺伝子を解明して設計図としても、生きている細胞をゼロから作ることは出来ません。まだまだ生命は神秘の神秘です。

「科学的根拠」はその部分だけは解明されていても全体はまだ謎だらけです。「生命体に治る力があるからこそ人は治るので、医療はそのお手伝いをしているだけだ」と医聖：ヒポクラテスは言っています。この真実に気づかない人があまりにも多いので医学信仰・薬信仰が続くのだと思います。薬には科学的根拠がありますが、その根拠で開発された特効薬でも治せない病人はたくさんいます。人間の体が、証明されている科学的根拠だけでは生きていない証拠です。生命のメカニズムは無数にあり、その一部が解明されているだけなのです。免疫だけでもまだまだ分からない仕組みが10も20もあるはずです。白血球だリンパ球だ樹状細胞だ、免疫の7、8割は腸にあり、皮膚免疫も凄い・・・と研究・新発見は永久に続きます。

結局、「科学的根拠」とはその時代の人達を納得させるための手段であって、医学は進歩（変更）し続ける訳ですから、100%近く解明出来るまで、すなわちほとんどの病気が完全に治って薬が止められるようになるまで私は信用しません。更に原発事故や国の不正統計・捏造等々を見ていると、いかに科学的根拠やデータが信用出来ず、それらを都合よく利用する人間のいい加減さをも痛感させられます。

半信半疑のすすめ 18

【生命科学は嘘の連続で進歩する？】

科学は日進月歩で、去年発見された事が今年は嘘になり、いま飲んでいる薬が明日は使用禁止になります。全身の細胞の数は60兆個から37兆個に変更されました。長年飲んでいた咳止めの薬（コデイン）は2017年、小学生以下は使用禁止になりました。肺癌に効く？抗癌剤イレッサは10年後にはアレッサ・コレッサに変わるでしょう。これが「医学の進歩」です。

現代医学は今は最高です。しかし数年後には別の最高の治療法に変わります。変わらない【万病一元】【医食同源】は常に最高で、良い食事は永遠に最高の健康法・治療法です。

最近、科学的根拠のある「時間栄養学」を取りあげて、テレビや新聞が「朝から蛋白質をしっかりとると1日元気に働ける」と報道するので、朝から肉や卵をとる人がますます増えるでしょう。もちろん、昼も夜も肉・肉・肉。貿易の自由化で「肉やチーズが安く食べられる」と喜んでいる人も大勢います。当然、国民の動物性蛋白質の摂取量が増加し胃腸や肝臓・腎臓への負担がますます増え、アレルギーも胃腸・肝臓・腎臓病も増えるでしょう。高血圧も糖尿病・脳梗塞・心筋梗塞・潰瘍性大腸炎・癌なども更に増えると思います。科学的根拠が万人の健康作りに役立つとは限りません。腹八分の和食が一番安全だと思います。

綜合医学会の名誉会長：甲田光雄先生（断食の世界的権威）は「科学と同様に実学も大事」と言われました。科学的根拠が無くても実際に効果のある健康法や食事法は続けたほうが良い。根拠は後から付いて来るというのです。ですから医療現場では「エビデンス」の無い治療もしているようです。

2020年の新型コロナウイルスの大感染では、世界中で多くの人が肺炎で亡くなりましたが、この時にはコロナに有効であるという「科学的根拠」の無い薬、すなわちエイズやインフルエンザの薬、喘息や膵炎の薬まで試されました。そして、医療従事者の献身的な働きのおかげで重症者が助かったのは素晴らしいことだと思います。「科学的根拠」は無くてもいいのです。人間の体には分からない所がまだたくさんあるからです。

イギリスでの死直前の患者を救っている「薬を一切止める」という「薬物全廃療法」にも「科

学的根拠」があったとは思えません。点滴を忘れてしまった患者が偶然にも回復したことから始まった治療のように思います。もし薬物を全廃して、適量の水と酸素と栄養を与えるほうが細胞が元気になるという「科学的根拠」があるのなら、他の多くの病気にも採用すべきです。

当然、毒性（副作用）のある薬を止めて栄養を与えるほうが細胞が元気になるのは明白ですが、それでは現代医学の薬物療法を全面否定することになります。ですから、エビデンス優先・薬優先の日本では「薬物全廃療法」は採用しないでしょう。

今も抗癌剤の認可基準は昔とほぼ同じで、結局は実験段階で全員が死んでも、一時的にでも効果があれば認可するのです。いま盛んに使われているオプジーボですが、２０１８年頃の説明書には「奏功率25・7％・・・標準治療と比較して死亡率を41％低減させ・・・１年生存率は42％・・・」とありました。

１年生存率が42％ですから半数以上の人が１年以内に死んでいるのです。薬物優先の医学は残酷です。末期癌の医療スタッフの方々は、「人間の体には分からない所がまだたくさんある」という謙虚な心で、「科学的根拠」にこだわらずに食事療法や手当て療法をすぐに導入して頂きたいと存じます。

玄米雑穀や減塩はほとんどの病気の予防・改善・治療に役立ちます。副作用はありません。やろうと思えば誰にでも出来ます。どれほど多くの国民が救われることか。減塩は今では常識です（自然塩の適塩が一番無難です）。りんごや人参なども皮のまま食べるほうが健康的なのも常識で、玄米が良いのも当然です。まだ「消化が悪いから」と玄米だけを否定しているようでは、日本の医学も栄養学も信用出来ません。

❐100人に1人しか治せない癌治療薬を絶賛するのは誇大広告！

食事療法や健康食品を否定する理由の3つ目は、「癌がそんなもので治る訳がない。騙されているんだ」とほとんどの医師や国民が思っているからでしょう。確かに怪しげな食事療法や健康食品もありますが、代替療法などで治っている癌患者は意外とたくさんいます。

ただの水を10万、100万で売ったら確かに詐欺です。しかし病院なら、初めから奏功率が25・7％と科学的に分かっているオプジーボを1年間も試し、3500万円を支払わせて2年目に患者が死んでも、治療薬として使い続けて良いのでしょうか。

国立がん研究センターのK医師は「抗がん剤で末期がんを治すのは極めて困難だったが、治る人が出て来るかもしれないという期待を持たせる薬だ」とオプジーボを絶賛していました。「治る人が出て来るかもしれない」。これが今の癌治療（末期癌）の真実です。

もう抗癌剤治療は止めて頂きたいと思います。「末期癌の場合には、抗癌剤を使うとかえって寿命を縮めてしまう」と訴える専門家も少なくありません。抗癌剤から勇気ある撤退をして、食事療法を選択したほうがはるかに患者を救えると思います。

オプジーボの長所は、目的が免疫力を高める薬だという一点だけです。だったら、免疫力を高める食事療法を併用すれば薬の効果はもっと上がるでしょう。最大の欠点は超高額なことです。１年間使用すると３５００万円も掛かり、健康保険で患者は助かりますが国は大赤字です。ですから、「オプジーボは癌細胞を殺すが国も殺す」と国会でも議論になりました。（現在は１千万円前後に値下げしましたが。）

王瑞雲医師は「生き延びるために何をすべきか真剣に考えなさい」、「本当の医療とは身近で安くて良い結果が出るのが当たり前。今は全部が逆になっている」と話し、患者には最も身近な食事と手当てを学ぶように勧めています。

❐科学的でない癌専門医！

玄米食と抗癌剤の併用で患者さんが治ったら、抗癌剤で治ったのか、玄米食が効いたのか、ビタミンやミネラル・ポリフェノールなどで治ったのか、何と何の組み合わせが最も有効なのか、それらを研究するのが本当の科学者だと思います。どんな組み合わせが最も良いのか、人工知能はもう既に分かっているでしょう。でも日本の医学界は人工知能を活用しないと思います。何としても薬で癌を治したいようです。

科学者のようであまり科学的でないのが癌専門医のような気がします。玄米自然食で末期の癌が完治しても、余命3カ月と宣告された癌が健康食品で治っても、それが本当なのか嘘なのか、なぜ良くなったのかを科学的に調べようとする医者・学者はほとんどいません。もちろん、現在の癌治療でほとんどの患者が治っているのなら調べる必要はないでしょう。しかし、今の癌治療では末期癌の100人に1人しか治せないのです。調べもせず、「玄米食で癌が治る訳がない」と無視するのは科学者とは言えないと思います。科学者の皆様、是非「玄米食は癌治療にプラスかマイナスか」を科学的に証明して頂きたいと思います。

米は日本人の主食です。白米を玄米にするだけで癌の予防・改善に役立つことが科学的に証明されれば、死亡順位1位が癌の日本国民にとっては正に救世主になると思います。2011年にハーバード大学は「健康は玄米・雑穀から得られる」と発表しました。健康に良いということは腸にも血液（免疫）にも良い訳で、癌を初めとする多くの病気の予防・改善にも良いのは明白です。

しかし、テレビも新聞も現代医学の長所ばかり伝え、代替医療はほとんど知らせません。一昔前だったら死ぬような病気も薬や手術で治る様子をテレビで見れば、国民が現代医学に絶対的信頼を寄せるのも当然でしょう。しかし、超人気のオプジーボでも末期癌は1％しか治せないのです。末期癌患者がわずかな疑問すら感じないのは不思議です。でも実は、患者自身は食事療法で安らかに自宅で逝きたいのに、世間体を気にする家族に負けて現代医学の治療を受けてしまう場合も多いようです。時として家族も残酷です。

【癌死が一番幸せ？】

欧米には「癌死が一番幸せ」という考え方もあります。癌なら死ぬまでの半年・1年の間に旅行も行ける、大好物も食べられる、遺産相続も仕事の整理も出来る、家族・友人に感謝も言える、我が家で家族に看取られて安らかに死ねる。樹木希林さんの逝き方が正解だと思います。皆さんは死ぬなら火事や地震や交通事故・心筋梗塞のほうが良いですか。ジタバタせずに我が家でのんびり玄米食、これで末期癌から生還する人もいるのです。

国民は現代医学と報道に洗脳されて薬物依存（薬漬け）に陥っているように思います。飽食美食依存で病気大国・財政破綻というバカの壁にブチ当たっていて、その壁の裏では大儲けしている人達が更なる金儲けを企んでいます。この悪のスパイラルから抜け出すには、「命が一番大事」という単純な理屈に戻るしかないでしょう。広島原爆の平賀佐和子さん、長崎原爆の秋月辰一郎医師、四日市ぜんそくの中山尚夫医師らの奇跡を思い出して下さい。みんな「命と健康には食が一番大事」という単純素朴な理屈です。

❐抗癌剤で実験するなら食事で実験せよ！

末期癌への抗癌剤治療は即禁止にして下さい。治せる確率はわずか1％ですし、自宅やホスピスのほうが延命出来て安らかに逝ける確率が高いと思われるからです。ところがホスピスは敗北だと思い込み、抗癌剤の副作用との戦いを選ぶ患者は少なくありません。それで2カ月で死んでも、家族は「最高の治療が受けられた」と納得します。寿命を縮めたかも知れないのに・・・。私には残酷物語としか思えません。

アメリカの国立癌研究所の所長は1985年に、「抗癌剤は効かないばかりでなく、むしろ癌を増やしている」と発表しました。抗生物質を長期服用していると遺伝子を変えて、その抗生物質に負けない耐性菌が出現するように、癌も遺伝子を変えて抗癌剤が効かなくなります。

更に悪いことに抗癌剤の毒性で免疫力が低下するので、癌細胞は再び大きくなってしまいます。ですから欧米では抗癌剤の使用量が減って癌の死亡率も減少傾向です。使わないほうが延命出来て苦しみも少ないのです。

一方、抗癌剤を断って自宅の食事療法で寿命が1年延びて安らかに逝かれても、「抗癌剤を使えばもっと長生き出来たかも知れない」と後悔する家族もいます。無知とは本当に恐ろしいものです。一番良いのは欧米のように、抗癌剤のみの場合・食事療法のみの場合・両方を併用した場合・代替療法を併用した場合等々、色々な選択肢を説明して最終的には患者・家族に選ばせることです。欧米では、この【選択医療】でも癌の死亡率が下がっています。

しかし今の日本では欧米のようには出来ません。国のガイドライン（治療指針）があるからです。治療の選択も相談もしづらい、ガイドライン優先の医療体制です。ガイドラインに無い食事療法の併用で患者が死亡して裁判になったら、医師は必ず負けます。ということは現場の医師が悪いのではありません。ガイドラインが悪いのです。

国のガイドラインは直ちに改定して下さい。厚労省・学者等が集まって世界のビッグデータや人工知能を参考に、病院のためのガイドラインでなく、患者のためのガイドラインを作るべきです。もちろん、食事療法を加えます。抗癌剤投与中の患者でも食事（栄養）をとらなかったら絶対に死にます。その食事が何でもいい訳がありません。まず癌患者に「玄米自然食」をする群としない群で実験して頂きたいと思います。

実験なんて「けしからん！」ですか。病院では末期の患者にはほとんど効果の無い抗癌剤が何％効くのか、激烈な副作用に耐えさせながら毎日実験しています。２０１７年７月31日の読売新聞「がん治療の明日１」には「これまでの薬は臓器ごとに、効くかどうか分からなくても使われ、効果や副作用に個人差があったが・・・」とあります。

今までの抗癌剤は、「効くかどうか分からなくても使われて」いたのです。効く薬が全く無ければ、効くかどうか分らなくても新薬を次々実験したくなるのは仕方ないと思います。窮地に立つと「科学的根拠」などはどうでもよくなってしまうのでしょう。これが末期癌治療の矛盾であり、治療効果が上がらない最大の原因のような気がします。

今は「科学的根拠」がハッキリしなくても根拠は後から付いて来ますから、食事療法は直ちに導入して頂きたいと思います。癌患者も食事は毎日しています。洋食か和食か、パンか白米か玄米かを患者・家族に選んで頂くのは悪いことでしょうか。「けしからん!」の全くの逆で、はるかに人間尊重で親切だと思います。病院で「玄米自然食」が出せないのなら、家族が愛情タップリの和食を作って差し入れすれば良いのです。こちらのほうがはるかに楽で延命出来て、治る確率も高まると思います。

❐金魚（免疫細胞）を助けるには、まず水（血液）をきれいにすること!

インターネット上に、「人間本来の状態に戻すという意味で、理想的な治療法だ」とオプジーボを絶賛している専門家の説明がありましたが、少し誤解していると思います。確かに、本来人間に備わっている免疫力を高めるのは最高の治療法です。しかし死んだり（間質性肺炎）、寝た切りになるような激烈な副作用（重症筋無力症・甲状腺機能低下・リウマチ・糖尿病等々の悪化）があっては理想的とは言えません。

２０１９年5月には「オプジーボで脳機能障害の副作用」と各紙・各局が報道しました。オプジーボばかりではありません。科学的根拠がいくら正しくても、化学薬品には必ず副作用があります。理想的なのは副作用なしに免疫力を高めて治すことです。それが出来るのは「食事と手当てと心＝食・動・心の調和」だと思います。

癌細胞を攻撃する免疫細胞は金魚鉢の金魚に似ています。金魚は水の中で生きているので、金魚鉢の水が汚れて水と酸素と栄養の状態が悪くなると金魚は弱り死んでしまいます。同様に免疫細胞は血液（体液）の中で生きているので血液が汚れると、免疫細胞も弱り癌細胞が増殖・肥大・転移します。

しかし血液が汚れていて癌が転移しても、食改善で血液をきれいにすれば免疫細胞が元気になって癌は治るかもしれません。金魚を元気にするには先ず汚れた水をきれいにすることで、汚れた水を放置したまま、いくら新薬を投入しても金魚は元気にはなりません。

同様に、汚れた血液を放置したまま、いくら抗癌剤を投入しても免疫細胞は元気にはならず、むしろ白血球・リンパ球は弱り減少して免疫力は低下してしまいます。食改善で血液をきれいにして免疫細胞を元気にすることが、癌の予防と治療にとっては最も重要なことです。真理とは、子供でも分かるこんな単純な理屈の中にあると思います。

❐先進国でなぜ日本だけ癌死亡率が上昇し続けるのか？

次のグラフに驚きました。米英仏が１９９０年頃から癌死亡率が減少しているのに、なぜ日本だけが上昇し続けるのか。日本の医術の遅れでしょうか。違います。日本だけが抗癌剤・手術・放射線重視の治療で、「医食同源」を全く無視しているからです。

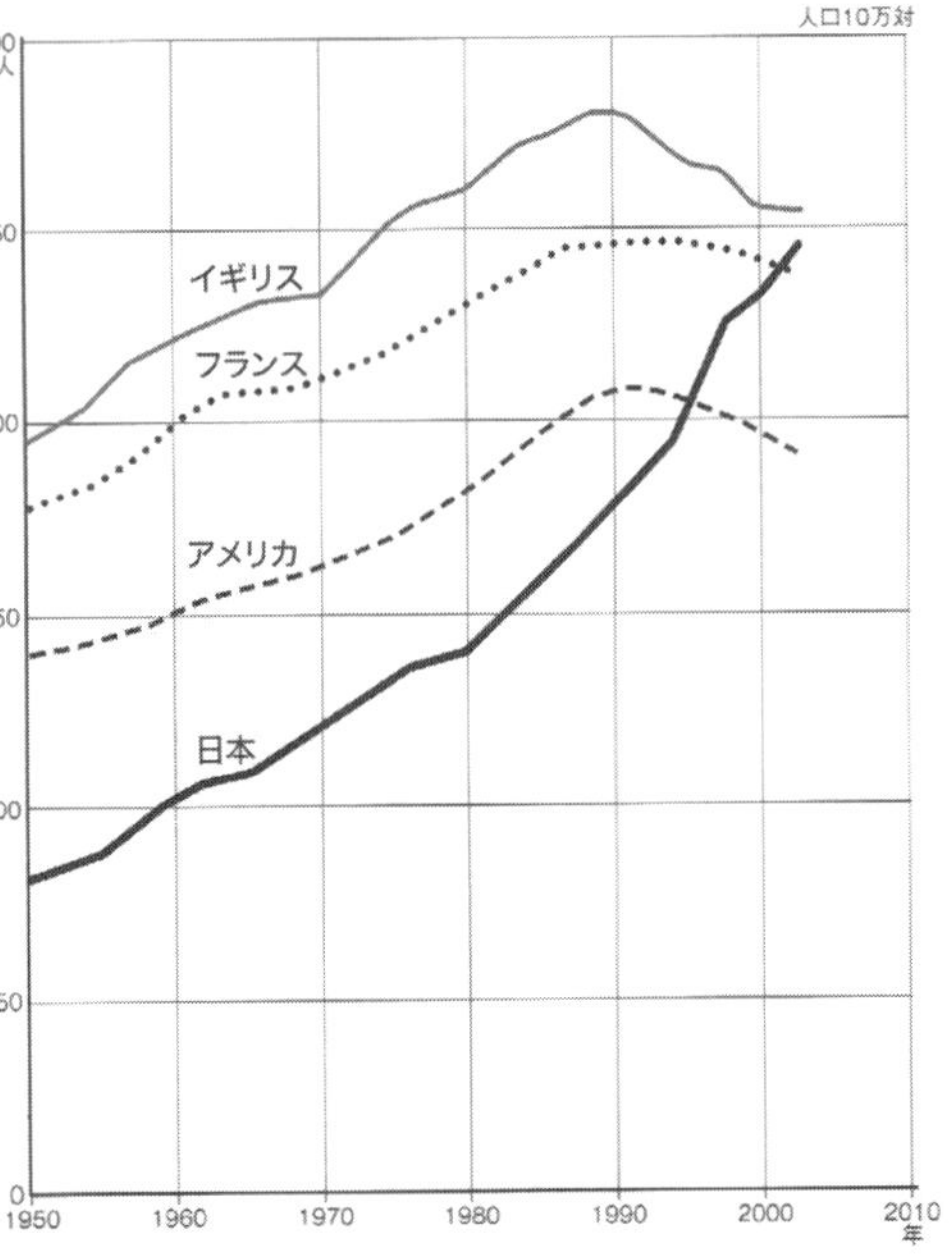

図９　国別がん粗死亡率年次推移

　欧米諸国は、１９７７年のマクガバン報告＝「①肉・卵・牛乳・砂糖・油を減らせ　②野菜を増やせ」を参考に食改善が徐々に浸透しているのに、日本人はマクガバン報告を知らされず、自分勝手な食生活（①②の逆）を続けているからです。

　抗癌剤などがほとんど無力であることは、１９９０年前までは米英仏も癌死が増加していたことから明らかです。悩んでいた先進諸国は、生活習慣の重要性、特に生きるために最も重要な食事があまりにも片寄っていたことに気づき、マクガバン報告を参考に食改善を進め、不健康食品（ジャンクフード等）に税金を掛ける国も出ています。

イギリスでは、子供が起きている間はテレビでの不健康食品やコーラ類の宣伝を規制しています。ポール・マッカートニーの提唱で始まった「ミートフリーマンデー（週一肉無し運動）」は現在、世界30カ国以上に広がっています。地球環境・動物の命・人の健康を守るために肉を減らそうという運動です。

肉の危険性が知らされているアメリカでは大豆蛋白の肉が人気上昇中です。日本人が飽食美食に満足してしまって環境・命・健康などに無関心でいることも、乳癌や肺癌・大腸癌が増え続けている大きな原因だと思います（日本でもやっと大豆肉が人気になって来ましたが、豆腐や納豆のほうがはるかに優秀だと思います）。

新しい癌治療が次々紹介されていますが、日本の癌死亡率は一向に下がりません。「玄米自然食」は万病の予防・治療に有効ですから、国も国民も本気になって食改善を考える時だと思います。米英仏に食改善が出来て、なぜ日本に出来ないのか。明治以降、国が西洋医学（薬と手術）を重視し、食事療法を軽視して来たからです。国民が苦しみながら癌で死んでいるのに、癌には抗癌剤・手術・放射線しかないというガイドラインの改善に国が着手しないのは大問題だと思います。

【癌死亡率のウソ・ホント?】

人口構成（高齢化など）を考慮した調整死亡率では、日本も米英仏と同様に癌死亡率は下がっています。高齢者ほど癌が多いので、単純に癌死亡者数を人口で割った粗死亡率（図９）で判断するのは間違いだと言う専門家もいます。だとしたら、米英仏では１９９０年頃から同時に高齢化が解消して癌の粗死亡率も下がったのでしょうか。そんなことは考えられません。抗癌剤使用量の減少と食事療法・代替療法普及の成果と見るのが自然です。

国や医学界は、欧米諸国の癌死亡率が減少傾向にあることを知らないはずはありません。しかし、食事（飽食美食）と医療（薬漬け）に関しては大半の国民は満足している。だからそのままのほうが都合が良いと思っているのでしょう。もし「腹八分の玄米自然食」が浸透して病人が半減したら、大産業である食品産業も医薬産業も大赤字で倒産が増え、失業者が溢れて日本は大不況に陥る。国もそう考えているのかも知れません。

百歩譲って、大半の政治家・医者・学者が一生懸命に癌撲滅のために頑張っているとします。

でも半世紀以上、末期癌への成果はほとんど上がっていません。高齢化のせいにしている学者もたくさんいますが、高齢化で癌死が増えるのであれば放置しているのと同じで、末期癌治療の効果はゼロだということです。否、むしろマイナスで、末期患者を副作用で苦しめ死期を早めているだけのような気がします。

末期患者への抗癌剤治療は直ちに止めて頂きたいと思います。もっと世界を見て下さい。政治から経済・医学・科学・文化・スポーツ・・・全てグローバル化しているのに、なぜ食事療法だけはグローバル化されないのでしょうか。

いま世界では、病院や介護施設でアート（絵画や音楽、楽しい交流など）を取り入れることで、入院日数の短縮・鎮痛剤使用量の減少・認知症改善などの効果が確認され、医療費や病院の経費節減に役立っていて、日本でも同様の動きのあることが報道されました（NHK、2018年10月）。

食事療法は導入しないのに、なぜアート療法は導入するのでしょうか。アート療法の併用で癌が治りやすくなったら、抗癌剤の奏功率が何%か分からなくなりませんか。癌治療の現場は食事療法だけは絶対に導入したくないのでしょうか。癌が食事療法で治っても良いではありませんか。食事療法が癌に効くのか効かないのかが科学的に証明出来ないのなら、まずデータでハッキリさせれば良いと思います。結論はすぐに出るはずです。癌患者の中には、意外と玄米食や健康食品を隠れて利用し、改善している人がたくさんいます。

❐病院を減らせば健康になる！

ＡＩ（人工知能）は「病院を減らせば健康になる」という結論を出していて、既に夕張市などで実証されています。しかし現実は、健康になりたくない人が多いので？病人は増える一方です。皆さんは健康のために「腹八分」や「玄米自然食」がしたいですか。「早寝早起き朝ご飯」を実践したいですか。

夜遅くまで起きていて、運動なんかしたくないのです。癌に良くないタバコや深酒も止めず、飽食美食も毎日したいのです。だから人工知能は、「本当に病人を減らしたいのなら病院を減らせ！」という結論を出したのです。病院が減れば心配になる。病気しないように少しは健康に良い生活をしようと思う。運動もするようになる。心が変わり行動が変われば健康になれるのです。

いま元気な高齢者が増えています。地域で百歳体操をしたり、食改善（減塩や１日５皿運動など）をしているからです。若いうちから食事や運動に注意すれば国民全体が健康になるのは明らかです。当然、癌や糖尿病などに苦しむ人が減り、医療費は激減します。

ＡＩの結論に従って単純に病院を減らせば、新型コロナの時のような医療崩壊が再び起こり兼ねません。万一に備えて病院を増やすとなると今度は消費税が更に上がり、私達の暮らしはますます苦しくなるでしょう。どうすればよいのか。簡単です。外科や救急（大ケガや感染症など）の医療体制を充実させ、反対に薬漬けになり易い生活習慣病（慢性病）の医療を国民の健康管理を重点にしたものに移せば良いのです。

元々、西洋医学は病原体を発見し、その消毒・殺菌で目覚ましく発展した医学、更に戦争で発達した医学ですから感染症や救命救急・外科が得意な医学です。逆に生活習慣病には弱い医学です。消毒・殺菌（薬剤）や手術で生活習慣病は完治しにくいので慢性病には不向きです。東洋医学（針灸や漢方など）が感染症や救命救急に不向きで生活習慣病が得意なのと全く逆です。ところが西洋医学は感染症も外科も内科（生活習慣病）も全て薬と手術で治そうと邁進して来ましたが、そこに大きな無理があったのです。感染症や外科は治るか治らないかの結果がハッキリしていますが、内科はハッキリしていません。だから死ぬまで薬を飲み続ける薬漬け医療が蔓延してしまったのです。生活習慣病の治療の重点を健康管理（食・動・心）に移せば医療費も病人も激減します。

いつか再び襲って来るかも知れない感染症に備えて病院を増やす必要はありません。むしろ検査体制や軽症者・重症者への対応（宿泊施設・病棟・救命機器等々）の整備・充実に努めて頂きたいと思います。そのお金は、国民の健康管理の重視と実践で医療費と病人が減るので十分捻出できます。

糖尿病や高血圧、心臓病、癌などの「基礎疾患」があると命を奪われやすいことは明白になりました。日頃からの健康管理が重要であることも分かりました。まずタバコは止めましょう。食・動・心の調和に努めましょう。暴飲暴食・飽食美食は時々にして、みんなで腹八分の和食を当たり前にしたいと思います。散歩くらいは毎日しましょう。そして、みんなで助け合って楽しく暮らせる新しい社会にしないといけないと思います。

❐医学も適材適所！

「適材適所」で言えば「外科や救急は西洋医学」で「内科は食事療法」、「感染症はまず薬と消毒」で「生活習慣病はまず食・動・心の改善」です。

糖尿病も高血圧もまずカロリーや塩分を控えるのが先で、そのまま食事療法を続ければほとんどは完治します。C型肝炎にも良い薬が出来ましたが、やはり暴飲暴食を控えなければ肝炎は再発するでしょう。また、神の手を持った外科医が脳腫瘍や心臓の手術で患者を救うのをテレビで見ると、現代医学は本当に凄いと思います。しかし、神の手によって救われた患者でもすぐに暴飲暴食をすれば、脳出血や脳梗塞・心筋梗塞で急死するでしょう。現代医学と食事療法（健康管理）が車の両輪です。食事を無視した片輪の医学では国民を真の健康と幸福に導くことは出来ないでしょう。

「費用対効果」という言葉は医療には不適切ですが、今の日本で最も費用対効果の悪い仕事は医療だと思います。例えば警察は、犯罪も死者も増えて犯人の検挙率は落ち、交通事故や事故死も増えたら国やメディアから叩かれ、責任者は厳しい処分を受けるでしょう。

一方、医療は病人も癌死も増え続け、救命救急以外の成果は悪く、医療費の高騰で国家財政の危機を招いているのに国からは成長分野と評価され、国民からも厚い信頼を得ています。国全体が西洋医学の信者になってしまったようで恐ろしい感じです。

「医療・介護は成長分野」ということは、お客さんが増えないと成長分野にはなりません。すなわち、具合の悪い人がもっと増えても構わないという残酷で無慈悲な考え方だと思います。「高齢化社会だから仕方がない」と言うのは無策な人達の言葉です。食事療法や長野県方式を採用すれば医療・介護費は確実に減らせるのに、国もメディアも飽食美食と薬漬けを煽るばかりです。アメリカは国の威信をかけた宇宙開発を縮小、ドイツも原発の廃止を決めました。費用対効果があまりにも悪いからです。日本でも財政の大赤字で国民を苦しめ、国が滅びるような薬漬け医療から1日も早く撤退して下さい。大事に聞こえますが、「玄米自然食」を推奨するだけで難問は解決、一銭も掛かりません。

❐今こそ医療を国民の手に取り戻す時！

高額な癌治療や再生医療が今以上に盛んになれば医療費はますます増え、「医栄えて国滅ぶ」になります。国の財政は更に苦しくなり、予算が教育（子育て）や年金、橋やトンネル・上下水道の改修等々に回せなくなり、国は荒廃するでしょう。それを防ぐには健康人を増やして医療費を減らすのが一番の近道だと思います。

日本を再び健康長寿国にするのは早期発見・早期治療ではありません。そんな病気してからの下流作戦は金と時間と命の無駄遣いです。上流作戦、すなわち森林破壊や工場排水・生活雑排水の垂れ流しを止めれば下流がきれいになるように、食の垂れ流し＝飽食美食を減らせば下流の病気は激減します。

大腸癌などは口から、すなわち食事（食物繊維の不足と油脂の過剰）を改善すれば治り易くなり、予防にも役立ちます。コレステロールや高血圧・糖尿病等々、生活習慣病（慢性病）はみな食事（口）からの注意が一番大切です。

食事改善（予防）を軽視する治療中心の医学は医療をますます不自然にします。検査漬け・薬漬け、更に内臓移植、超高額の新薬、人工の内臓や骨・関節・神経（電線）を埋め込むような今の医学は、人をますます機械人間にするような流れです。

一番大切な命と健康を医者任せ・薬任せにする流れは大変危険です。世界中の医薬産業が日本を狙っているからです。米国での1回の投薬が2億3千万円も掛かる薬：ゾルゲンスマ（日本でも2020年4月に国内での製造・販売を承認）のような超高額な薬剤が使われるようになると健康保険制度は崩壊し、医療そのものが外国資本に乗っ取られてしまいます。その防衛策は「自分の健康は自分で守る」しかないと思います。命と健康は私達の毎日の生き方・食べ方で決まります。働き方ばかりでなく、「生き方・食べ方改革」も真剣に考える必要があると思います。

一方、先祖から脈々と受け継がれて来た自然療法（手当て療法）を再評価する時でもあると思います。太古の昔から人類は食を求め、温め合って寒さに耐え、助け合って生きて来ました。食の吟味（医食同源）と手当て（温熱・スキンシップ）療法は、人類が生活の中から得た生命存続・健康維持増進のための英知です。無農薬無添加の安全な食材を求め、腹八分の玄米自然食に心掛け、「医食同源」と「手当て」を今こそ日々の生活の中に取り入れる時です。

自然に親しむ、援農に行く、風呂や温泉で温まる、散歩やヨガをする、早寝早起きをする、家族仲良く暮らす、隣人・同僚に温かい言葉を掛ける・・・という誰にでも出来る愛と良心に満ちた生活です。これらが「医療を国民の手に取り戻す」出発点になり、幸せな社会作りに繋がると思います。機械的・薬品的医療はあまりにも専門的で患者は完全に医者任せになってしまい、自分の命と健康は自分で守ろうという気持ちを失わせます。

でも本当に健康や幸せを望むなら、毎日の食べ方・働き方・生き方をもっと積極的に変えて頂きたいと思います。毎日の「食・動・心」の調和に努める生活です。東城百合子先生の「家庭で出来る自然療法」（あなたと健康社）は「医食同源」と「手当て」のバイブルです。きっと皆様の健康と幸せ作りに役立つと思います。是非ご一読下さい。

❐宇宙の法則は陰と陽

今まで夢中になって「命と健康のために腹八分の和食ですよ！」と訴えて来ましたが、納得されない方も大勢いるでしょう。食事に限らず何事においても賛成・反対・中立等々があるのが当たり前だからです。

ところで人生や社会・万物万象は大別すると、少し無理はありますが、表6のようになるような気がします（善悪ではなく、相対的な区分）。そして現代は、あまりにも一方だけが賞賛され、他方が軽視され過ぎているように思うのです。しかし、東洋があって西洋があり、失敗は成功の母で、表があれば必ず裏があるように、実は2つは1つだと思います。いつまでも他者への無視や対立が続いていては、真の健康も幸福も平和も手にすることは出来ないでしょう。今まで、私達の心と体は脳が支配していると思われて来ましたが、腸のほうが優秀だという学者が増えています。腸と脳の大きな違いは、腸は命と健康を守ろうと懸命に働きますが、脳は善悪や快楽を知ってしまったのでご主人様に悪いこともさせます。腸は飽食美食の害を肌荒れや下痢・便秘・肥満・血糖値などで知らせますが、脳は「食べろ食べろ」と誘惑を続けます。

脳が発達してしまった人間の弱点ですが、自分勝手・金儲け・薬物・戦争などの脳の暴走は脳（理性・教育）でしか抑えられないと思います。しかし、教育はますます知育偏重・経済重視です。金は無くても生きられますが食が無くなれば生きては行けません。食が乱れて免疫

（陰）	（陽）
東洋（医学）	西洋（医学）
和食・菜食	洋食・肉食
哲学的	科学的
全体的	部分的
生物的	機械的
生命優先	経済優先
我慢・不自由・調和	欲望・自由・分断
腸	脳
裏	表
失敗	成功

表６　万物万象の陰と陽

力が低下すれば、感染症も癌も癌死もますます増えます。

食育は命を守る教育です。先進国で食料自給率が最低の日本が最も尊い命と健康を守る食を食い散らかし、食育を軽視して飽食美食に誘い誘われているのは国と業者と国民の脳の暴走としか思えません。いくら教育をしても犯罪は無くなりませんが、教育しなければ犯罪は更に増えるでしょう。教育は大事です。最低でも、幼小中高では食育基本法に沿った食育をしっかりして頂きたいと思います。

私が西洋医学や欧米食の短所ばかりを述べて来たのは、多くの方々が企業の情報（テレビ・新聞など）に乗せられて科学的・欧米的なものを好み、あまりにも東洋医学や和食を軽視していると思ったからです。真に双方の長所・短所を理解しなければ正しい選択は出来ないと思います。例えば末期癌患者への対応です。「何を食べてもいいですよ」という医師の言葉は私には「好き勝手に食べていいですよ」に等しく聞こえますが、末期患者は発癌性が高いと言われている肉や牛乳は減らしたほうが良いと思います。欧米のように、抗癌剤を使う場合・使わない場合、食事療法を併用する場合・しない場合、漢方や手当て療法を併用する場合・しない場合等々の長所・短所を十分に説明し、本人・家族が選択出来る医療にすることが必要です。

これからは東西の医学が互いを認め合い、手を繋ぐことです。国指定の難病（ミトコンドリア病）が魚介類に多いタウリンというアミノ酸によって改善されるのですから、栄養療法（食事療法）はすぐに採用の検討に入って下さい。癌治療によって低下した体力の回復のために漢方薬（補中益気湯・十全大補湯など）を使う医師もいますが、漢方や鍼灸・手当て療法はもっと広く採用して頂きたいと思います。更に世界的にアート療法の効果が確認されていますから、これらも大いに導入すべきです。こうして東西の医学が手を繋げば、あらゆる病気の回復は確実に早くなると思います。

❐私達一人一人の健康が日本を再生する！

私は「病人が半減したら医薬産業の失業者が増えて大変なことになる」と言って来ましたが、少し大袈裟でした。医薬産業は大変かも知れませんが、2、3年では病人は半減しないでしょう。

国が健康長寿国復活宣言をし、全医学部・全医療機関への食事療法導入を決めたら、医薬産業も生き残りを考えるでしょう。豊富な資金力と研究力で予防医学・健康産業への移行は可能だと思います。

金沢で凄い病院を発見しました。浦田クリニック（スコール金沢）です。オーガニックレストランやプール・スパ・フィットネスなどを併設し、「運動」「栄養」「癒し」で地域の医療・予防・健康維持増進をトータルにサポートする次世代型の素晴らしい病院です。こういう病院を自治体と協力して全国に増やせば良いと思います。

すぐに改革して欲しいのが、毒性（副作用）のある薬物に依存している医学界と国民の心です。救命救急以外の場合は毒性のある化学薬品を使わない治療にする、その研究を直ちに開始して下さい。原子力やプラスチックは物質文明（経済発展）に多大な貢献をして来ましたが、今や世界は脱原子力・脱プラスチックに向かわざるを得ません。それらの有害性が地球と全生命を汚染・絶滅させるからです。同様に、毒性のある西洋薬（消毒薬・麻酔薬・抗生物質等々）も多大な貢献をして来ましたが、これからは脱化学薬品・脱副作用の医学を目指すべきです。新薬（特に癌治療薬）ほど副作用が激烈だからです。

食事療法なら副作用はゼロです。せめて動物実験で、治癒率が50％に達しない治療薬は全て使用禁止にして欲しいと思います。副作用があって当たり前ではなく、副作用の無い薬の研究に力を注いで下さい。科学は急速に進歩しています。やる気さえあれば副作用の無い栄養的な薬は必ず発見・開発出来るはずです。

そのヒントが、イギリスでの死直前の患者を蘇らせている「薬物全廃療法」にあると思います。死にそうな患者に毒（薬）を投与すれば99％は死ぬでしょう。薬を全部止めて、死にそうな細胞が欲しがっている水と酸素と栄養を与えるとなぜ復活するのか。最新の科学で徹底的に研究すれば、そのメカニズムは分かるはずです。そのメカニズムが分かれば、あらゆる病気からの復活が可能になります。治らなかったら寿命と諦めるしかありません。

しかし、そんな研究は今の医薬産業にとっては墓穴を掘ることですから、本腰を入れるのは難しいでしょう。でも未来の子供達のためです。日本のためです。党利党略・私利私欲を超えて、「薬物全廃療法」の研究に向かって下さい。新しい医薬産業に生まれ変わって下さい。そして医療ばかりでなく、食品産業も農業も化学薬品を減らす方向に進んで欲しいと思います。農薬・添加物の中にも発癌性・催奇性・アレルギー性・神経毒性のある物がたくさんあり、これら化学薬品も地球と全生命を汚染・絶滅させます。

農・食・医は国民の命と健康を守る土台・根源・根本の根本です。農・食・医は決して化学薬品まみれにしてはいけないと思います。いつまでも化学薬品に頼っていては薬物依存の世界から抜け出すことは出来ません。

既に人工知能は分かっていると思います。例えば、Aさんの乳癌にはビタミンCとフィチン酸（玄米や豆類）の摂取が不可欠、Bさんの乳癌には癌抑制遺伝子を強める精神療法（心の安定）や1日30分の散歩やヨガが有効、Cさんの乳癌には油脂（肉類や揚げ物）を減らして和食に努めることが重要などと、個人別に薬なしの最適な治療法をAIは教えてくれるはずです。

もちろん、他の全ての病気の治療法も、更に個人別の予防法も健康法も分かっているはずです。AIの結論を検討して薬を減らす医療が進めば、農薬や添加物もプラスチックも原発も徐々に減らせて健康な地球が取り戻せると思います。医療が変われば日本も世界も変えられると思うのです。しかし反対勢力は必ずいます。でも前に進まなければいけないと思います。

玄米自然食の祖：石塚左玄は「知育・徳育・体育の前に食育あり」と言いました。左玄の先輩に幕末の志士：橋本左内（共に福井藩）がいます。左内は「小医は病人を治し、大医は国を治す」と言いました。日本の国会議員にも医師がいますが、多くの医療関係者が現場の矛盾（封建制・薬漬け医療・食や代替療法軽視の医療等々）に声を上げ、国民も一緒になって安心・安全に暮らせる社会作りに協力して欲しいと思います。「小医は病人を治し、大医は世界も治す」と思います。日本から令和医新を起こしたいものです。

国は直ちに食事療法の全医療機関への導入を検討し実施して下さい。5年後実施なら薬品産業も改善・転身出来ます。食事療法を主とし、代替療法・薬物療法を補とする理想の医療体制が構築出来ます。

私は、日本の将来は経済と外交、教育と医療が握っていると思います。しかし、経済は魔物と言われ、またグローバル経済ですから一国の思うようにはなりません。外交も相手のあることなので同様でしょう。

国内的にはまず教育です。多くの人が「日本を健康長寿国にしてくれた和食」、「世界的にも評価の高い和食」に自信と誇りを持って和食中心の食生活を心掛ける。「命と健康が一番大事」という思いを持って暴飲暴食・飽食美食を少し抑えれば、心身共に健康な人が間違いなく増えます。すると、更に和食と命と健康を大切にしようという躾や教育が広まり、健康な人がますます増えるという好循環に入ります。

収入を増やすことは急には出来ませんが、健康的な食に切り替えることは今から今日から誰にでも出来ます。健康な人が増え、患者の通院が半分になれば医療費の5兆・10兆はすぐに浮くと思います。国の財政は健全化します。私達一人一人の健康で日本を再生することが出来るのです。

❐和食で地域が再生した ～ある教育者の奇跡～

実際に和食で地域を再生した教育者がいます。長野県旧真田町の教育長：大塚貢先生です。大塚先生は、幾多の困難を乗り越えて完全米飯給食を導入して荒れていた中学校を立て直し、わずか3年で全国的にも優秀な学校に生まれ変わらせました。そして、地域の犯罪も半減するという奇跡を起こしたのです。

和食は栄養のバランスが良いので生徒達の心も体も健康になり、居眠りもいじめも暴力も無くなり、学習（部活）意欲も高まって優秀校に変身したのです。驚いた保護者の方々も和食中心の食事をするようになり、大人の犯罪も半減しました。やる気さえあれば、和食で地域も日本も再生することが出来るのです。

経緯を少し紹介しましょう。大塚先生が校長として赴任したマンモス中学校が大変荒れていました。教室の窓ガラスはほとんど割れている、校内至る所にタバコの吸い殻が落ちている。授業中に生徒の半分は寝ている。生徒が先生を殴る。警察沙汰の恐喝や暴力・バイク事故・騒音など住民からの苦情も日常茶飯事でした。（実はこれが、不正や犯罪・いじめなどが蔓延している今の社会の縮図のような気がします。）

困った大塚校長は、荒れている生徒をよく観察しました。すると荒れている生徒ほど朝食を食べていない、学校でもコンビニ弁当や菓子パンばかり食べている、「親の作った料理を食べていないのだ」ということに気づき、先生は保護者に改善をお願いしました。しかし、保護者達は「そんな暇はありません！」と話になりません。そこで大塚先生は「子供達にバランスの良いおいしい給食を腹一杯食べさせてやりたい」と意を決し、学校給食の改善に立ち上がりました。

肉類や牛乳・砂糖・油脂・着色料・防腐剤などが多くなるパン給食を止め、地産地消に心掛け、ご飯と味噌汁と副食は野菜・海藻・豆類・魚介類中心の完全米飯給食にしようと動きました。

ところが、パン・牛乳などの納入業者から農協、保護者から教職員までが猛反対でした。「好きな物を食べさせておけばいい」という社会ですから仕方ありません。しかし、先生は「子供達の健全な心身の発達のために！」と訴え続け、栄養士や調理員の協力も得て保護者・教職員への説明会や試食会を繰り返し、やっとの思いで完全米飯給食を実現させました。

すると、3カ月くらいすると生徒達がだんだんと落ち着いて来ました。もちろん、給食だけでなく、校内の美化（特に花壇の整備）や先生同士の研修による分かり易い授業への取り組み等々により、生徒達の学習意欲も高まって来ました。そして3年後には非行はゼロ、万引きもゼロ、登校拒否が2～3人という素晴らしい学校に生まれ変わり、全国規模の学力テストでもトップクラスの優秀な学校になったのです。

次ページの献立を見てください。普通の家庭料理です。ところがオリンピック以降、急に肉類や加工食品が増えて日本国中で和食離れが進み、今では菓子パンと牛乳・鶏の唐揚げ・プチトマト程度の給食（家庭でも同様の食事）が増えています。マクガバン報告で減らせと言われた肉・卵・牛乳・砂糖・油脂がどんどん増え、増やせと言われた野菜が減る一方ですから、子供も大人も調子が悪いのは当たり前です。

旧真田町のように和食中心になればビタミン・ミネラル・食物繊維がタップリとれるので精神が安定し、集中力が付いて学力も向上します。そして和食をする家庭が増えると大人も和食になり、心も安定して犯罪が半減するのです。皆さんのご家庭でも試してみて下さい（本当

曜日	主食	副食・デザート
月	ご飯	揚げ豆腐の五目あんかけ・和風サラダ・けんちん汁・果物
火	梅ご飯	いわしみりん干し・切干大根の煮物・かき卵汁・ヨーグルト
水	ご飯	ワカサギのカレー揚げ・青菜のチーズ和え・うずら豆の甘煮・ワカメと凍り豆腐の味噌汁
木	ひじきご飯	焼きししゃも二匹・五目炒り豆腐・なすの味噌汁
金	青豆ご飯	かわはぎの磯辺揚げ・凍り豆腐の卵とじ・もずくの味噌汁・ミニトマト二個

表7　ある一週間の給食の献立

（長野県旧真田町の中学校）

に時間が無ければ、大人も子供も朝はご飯と納豆・トマトだけでも大丈夫です)。お子様が落ち着いて来ます。切れなくなります。成績も良くなります。

大塚先生は「いま子供達の一番人気が、頭から尻尾まで食べられる秋刀魚の甘露煮というから驚きました。嫌いな魚が大好物になるのです。親が出さないから嫌いになるんですね」と言われていました。

同様の改革がイギリスでもアメリカでも起こりました。加工食品中心のイギリスの学校給食を変えた「人気シェフ：ジェイミー・オリバーの奇跡」やアメリカの「マクガバン報告」です。

しかしイギリスでもアメリカでも分断が起きています。世界中、「自分勝手」は楽で楽しいのでですます勝手な人が増えます。先進国ほど女性は忙しく、家庭料理など作っている時間はありません。子供より仕事優先になります。家の食事も学校給食も簡単なパン食・肉食、添加物の多い加工食品が中心になります。

誰でも堅苦しい真面目な生活よりも酒もタバコもギャンブルも、麻薬にも手を出したくなります。みんな自分勝手に生きたいのです。家庭も学校も社会も乱れるのは当然でしょう。でも、時には我慢が大事なことはコロナウイルスが教えてくれたと思います。

❐自分勝手から助け合いの世界へ

「1円を笑う者は1円に泣く」ように、水を粗末にすれば水に困ります。食を勝手にすれば命や健康を失います。食はファッションではない、好き嫌いだけで食べていてはいけないと思います。本来、食は命と健康を守るために頂く最も尊いものです。食が無くなれば餓死します。食を間違えれば病気になるのです。

こんなに大切な食を、こんなに勝手に食べている民族はいないでしょう。自分勝手な食事で、たったの半世紀で国の主食が半減した先進国は日本だけです。お金やSNSは無くても死にませんが、食が無くなれば死ぬのです。コロナどころではありません。大パニックになり、奪い合い・殺し合いになるでしょう。

いま幼小中高の崩壊が進んでいて、このままでは日本は自滅するかも知れません。国や自治体・教育者の皆様は目を覚まして下さい。最も尊ぶべき食を好き勝手にしている民族に未来など無いと思います。すぐに完全米飯給食を全小中学校で実施して下さい。保護者の皆様は是非、米飯給食を学校や教育委員会・市町村にお願いしましょう。

食育基本法に沿ったお願いですから臆することはありません。食育基本法とは伝統的な和食を継承し、バランスの良い和食で子供から大人まで、家庭・学校・地域・国までを健康にしようという法律です。「知育・徳育・体育の前に食育あり」ですから、心も体も精神も健全にする最高の人間教育が食で出来るのです。

病人と医療費を増やし続けている和食離れと飽食美食は法律違反?で、それらを黙認している政治家も教育者も失格だと思います。1日1回の完全米飯給食で地域が変わったのです。国も必ず変わります。(パンや肉・加工食品が食べたければ家や食堂で食べるのは自由です。)

2020年2月の「NHKスペシャル・食の起源~美食」は残念でした。脳(五感)の発達で人類だけが美食の快楽を知ってしまったという経緯は納得出来ましたが、将来は健康的な美食が楽しめるだろうという予測は楽観的すぎると思います。脳の暴走(自分勝手な飽食美食)は理性(教育)で抑制するしかないと思います。自分勝手主義では対立・戦争が絶えないように、悪や快楽を知ってしまった脳に任せていては病人は増えるばかりです。理性(我慢力)を発揮しなければいけない時だと思います。

朝の連ドラ(NHK)で「自由は不自由」などとやっていましたが、その通りです。自分勝手な行動は当然、周囲から注意されるのでだんだん不自由に感じて来ます。私は「自由は不自由の始まり」、「勝手は争い(戦争)の始まり」だと思います。逆に、多くの人々が自分勝手な生き方・食べ方を少しだけ抑えれば社会はうまく行くと思います。

1日1回の米飯給食だけで地域が良くなったではありませんか。大塚先生が証明して下さいました。教育者の皆様には食の大切さを再認識して頂きたいと存じます。子供達の心に食に感謝する心・みんなで助け合う心を育てて下さい。誘惑に負けない我慢力（克己心）が育つように導いて頂きたいと存じます。

「空を飛ぶ鳥のように自由に生きる」という歌がありますが、鳥は本当に自由でしょうか。飼い猫は不自由で、野良猫は自由で幸せでしょうか。自由も幸せもみんな自分の心が勝手に決めるものです。また昨日と今日とで変わってしまう幻想のようなものですから、あまり深刻に考えないほうが良いと思います。

自殺まで考え悩む人を除けば、多少の不満はあっても大多数の人は自由で幸せだと思います。食べられるだけで、仲間がいるだけで感謝です。助け合いの生活が幸せの基本ですから、そこには当然、我慢や妥協や思いやりがあります。我慢や妥協が当たり前のように暮らしている人はみんな幸せだと思います。

深刻に考えるべきなのは自由か幸せかではなくて、自分に夢や生き甲斐があるかどうかだと思います。夢や生き甲斐が見つかると人は前向きに生きられます。だからアスリートはあんなに頑張れるのです。努力も我慢も、禁酒も禁煙も当たり前になります。ただし注意が必要なのは、夢中になって周囲に迷惑を掛けないこと、自分勝手にならないことです。自由の最低条件は他人の迷惑・嫌がることをしないことですから、この躾と教育が当たり前になれば、いじめも撲滅出来ると思います。平和な社会になります。

難しいのは、一人の思いや考え方だけでは解決の出来ない政治や経済、税金や医療費、貧困や差別などの社会的な問題だと思います。これらが超難問であることは、世界中で良い解決策がなかなか見い出せないことからも明らかです。そしてこの解決策を話し合う人々に最も必要なのが、貧しい者・弱者・被害者を救って上げたいという心だと思います。アフガニスタンで命を落とされた中村哲医師のような心と実践です。しかし、多くの場合は強者の理論で議論が進められ、弱者の真の救いにはなりません。

21世紀の人類の最大の課題は弱者をいかに救い、いかに少なくするかに掛かっていると思います。この大問題が解決しない限り、世界に真の平和は訪れないでしょう。いつまでも大国の理論を振り回していては、すなわち軍事優先・経済優先・科学優先で大国が優位に立とうとしている限り世界平和は実現しません。その軍事・経済・科学などの力と金と心を弱者救済のために使い、弱者が激減すれば自ずと国の平和も世界の平和も実現すると思います。

私達が信じていた軍事・経済・科学・通信等々によって繁栄してきた物質文明が、いかに危ういものであるかを新型コロナウイルスに教えられたと思います。天の啓示かも知れません。今までの物質文明では民族・宗派の紛争も地球温暖化も解決出来ない、核は拡散して地球も宇宙も破滅に向かってしまう。母なる大地・父なる天を破壊する生き方しか出来ないのか。人類が生き延びるには助け合うしかない。

自国第一主義を抑え、我慢し、譲り合い、協調していくしかないと思います。大国ほど、大企業ほど恩恵を受けて来たのですから、これからは小国に、弱者に恩恵の一部を還元するくらいの大きな心で平和の建設に向かって頂きたいと思います。毎日毎日の助け合いの積み重ねでしか平和は築けないと思います。

自分の勝手を押し通すなら、同様に相手の勝手も受け入れるのが当たり前です。しかし多くの場合、互いの主張が食い違うので争いが絶えません。だから何から何まで自由という国も社会も存在しないのです。戦争をしていい自由も、殺人やいじめをしていい自由もありません。殺したくてもいじめたくても我慢する。我慢は敗北ではありません。むしろ、人類が生き残るために最も必要な能力だと思います。

いつまでも国民が自分勝手な食べ方・生き方を続ければ国は崩壊してしまうでしょう。常に命と健康を最優先に考え、命と健康を守る和食に努めようとする心（理性）が日本を再生すると思います。まず日本から、愛と良心に満ち溢れた助け合いの国にしましょう。そして平和な健康長寿国として世界のモデルになろうではありませんか。未来の子供達のために頑張りましょう。皆々様のご理解・ご協力を心よりお願い申し上げます。

おわりに

「子や孫のために少しでも良い世の中を残したい」。この一念で恥も外聞も捨て、必死の思いで書きました。しかし凡人なので間違いや勘違いがあるかも知れませんが、その点はどうぞお許し下さい。

また、私は科学者ではありません。むしろ「科学」には疑いを持っています。それで科学的な根拠（エビデンス）やデータがはっきりしないことも思い切って書きました。「科学的根拠」や「データ」にもいい加減なものがあるからです。決して嘘を書いたつもりはありませんが、独断と偏見はあると思います。

独断と偏見をもう少し・・・。いま世界のインテリ層は、アン・トート・ピープル（無学・無教育な人々）として日本人を気の毒に思っているそうです。無教育というのは英・数・国・理・社の話ではありません。一番大切な命と健康について、ほとんど教育（情報）を受けていない憐れな民族だという意味です。

私は20年程前、小学校の先生に「添加物や農薬の害について子供達に話して下さい」とお願いしたところ、「そういう仕事をされている家のお子さんがいじめを受けるといけないので話していません」と答えられました。驚きました。教育までが忖度の社会なのです。ですから子供から大人まで添加物・農薬まみれです。

国立社会保障・人口問題研究所（PRB）では、世界の絶滅危惧人種の第1位に日本人を挙げています。2位はウクライナ、3位はボスニア・ヘルツェゴビナで共に内戦や人口流失が主な原因です。日本には内戦など無いのになぜ絶滅？PRBでは少子高齢化を絶滅危惧の原因としていますが、本当の理由は、添加物・農薬などによる血液の汚れで癌や難病・流産・死産（奇形）・不妊症等々で人口が減り続けているからだと思います。国民の命よりも経済優先・欲望優先で、国が化学薬品の規制をほとんどしないからです。

例えば最近、使用量が増えている添加物：二酸化チタンには発癌性があり、アルツハイマーや不妊の誘因とも言われています。こんな添加物が食品・化粧品などから毎日私達の体に侵入しています。現在日本人が摂取している添加物の総量は1年で約7kg（1日に何と20g）、この四半世記で約2倍に急増しています。WHOでは1日5g以下にせよと勧告しているのに、なんとその4倍です。

20年程前に、期限切れのコンビニ弁当を餌にした豚の死産・奇形児多発が問題視されましたが、今は添加物の激増で人間様の死産・奇形児も激増中！です。（産業界を忖度して、テレビ・新聞は全く報道しません）。

でたらめな食事のために今は子供の頃から心身が冒されていて、もう既に小学生の90％に動脈硬化の予兆があると言われています。1998年の日本不妊学会では、森本義晴医師から検査した健康な男子（平均21歳）60名中なんと58名に奇形の精子を多数確認したと発表されていて、今や不妊は女性のみの問題ではなく社会問題と考えるべきです（その青年らの８割はカップラーメンやハンバーガーを常食としていました。肉類などの脂肪に含まれるダイオキシンや環境ホルモン・添加物等々が原因と思われます）。

不妊ばかりではありません。癌から糖尿・高血圧・脳梗塞・心筋梗塞・アレルギー・うつ・認知症等々、日本は１億総病人時代に突入しています。私達の体は脳も内臓も筋肉も食べ物で出来ていて、食べ物が代謝の主役です。食べ物（食生活）が乱れたら心も体も乱れ、病気で苦しむのは当たり前です。「人の寿命は食べた野菜の量に比例する」は金言です。植物性食品はビタミン・ミネラル・食物繊維・ファイトケミカルなどが豊富で、添加物や農薬・有害金属等々を強力に解毒・排泄してくれます。野菜・海藻多めの和食・玄米自然食は正に私達の救世主です。まずは私達から和食を心掛けましょう。

最後に、ここまで私を育て支えてくれた両親・兄弟・多くの友人・上司・同僚・妻・子供・孫達に感謝します。更に私を健康道に導いて下さった元日本みどり会会長の馬淵通夫医師、食事道に導いて下さった日本綜合医学会の岩崎輝明元理事長、同医学会の沼田勇永世名誉会長、甲田光雄名誉会長に深く感謝申し上げます。

また、私の独断的な原稿を見解の違いを超えて、大きな心で支援して下さった綜合医学会理事長の安岡富士子先生、学術委員で小児科医の王瑞雲先生、管理栄養士の川越牧子先生はじめ多くの方々に深く感謝申し上げます。

❏主な参考文献

「砂糖病」ウィリアム・ダフティー著 日貿出版社１９７９ （原著「SUGAR BLUES」１９７９）
フランス ボルドー大学 マガリー・レノア博士報告（２００７）「砂糖をやめればうつにならない」生田哲著 角川書店 ２０１７
ジャーナル・オブ・ニュートリション オンライン版 ２０１５・６・３（アイオア大学）、６・24（コロラド大学）
「天然抗ガン物質ＩＰ６の驚異」 アブルカラム・Ｍ・シャムスディン著 講談社
講演録「被爆を超えて玄米児７人の母」 平賀佐和子 「新しき世界へ」（１９７７年10・11月号）日本ＣＩ協会
講演 第８回食育推進全国大会（内閣府主催）in広島 平賀佐和子 綜合食養推進協議会 ２０１３年６月22日
「九州大学研究者情報」 須藤信行教授 学会発表等（59本）
日本消化器病学会誌（０４４６―６５８６）１１２巻11号 １９７３―１９８１長田太郎、石川大、渡辺純夫 ２０１５・11
ニューイングランド・ジャーナル・オブ・メディシン（医学誌 ２０１３・１）

英オブザーバー紙 ２００８・９・７ 朝日新聞 ２００８・９・８
日本癌病態治療研究会（W. Waves Vol.24 No.1 ２０１８）
日本補完代替医療学会誌（第13巻第2号）２０１６
ハーバード大学公衆衛生学部、栄養疫学部研究班 Red Meat Consumption and
Mortality ２０１３・３・12
「The status of food enzymes in digestion and metabolism」
エドワード・ハウエル １９４６
「医者も知らない酵素の力」今村光一訳、中央アート出版社 ２００９
（原著「FOOD ENZYMES FOR HEALTH LONGEVITY」）１９９４
理化学研究所・東京大学・慶応大学等共同研究発表 科学雑誌「ネイチャー」オンライン版
２０１３・11・13
「妊婦さん、玄米ですよ！」中山尚夫著 毎日新聞北海道支社 ２００９・６・20
発達障害など子どもの脳発達の異常の増加と多様性：原因としてのネオニコチノイドなどの
農薬、環境化学物質
科学 87(4)＝１０１６：２０１７・４ p３８８-４０３ 岩波書店
「発達障害の原因と発症メカニズム」黒田洋一郎著 河出書房新社 ２０１４

❏主な参考図書

「もう肉も卵も牛乳もいらない！」 エリック・マーカス著 早川書房
「肉好きは心臓マヒで8倍死ぬ」 船瀬俊介著 共栄書房
「牛乳には危険がいっぱい？」 フランク・オスキー著 東洋経済
「給食で死ぬ」 大塚貢、西村修、鈴木昭平共著 コスモ21
「いまの食生活では早死にする」 今村光一著 リュウブックス
「ちょい太でだいじょうぶ」 鎌田實著 集英社文庫
「日本の長寿村・短命村」 近藤正二著 サンロード出版
「長寿村・短命化の教訓」 古守豊輔、鷹觜テル共著 樹心社
「食べて勝つ」 ロバート・ハース著 講談社
「世界一の美女になるダイエット」 エリカ・アンギャル著 幻冬舎
「玄米家庭料理」 馬淵通夫・恭子共著 地湧社
「あなたの子供はこんなに危機にさらされている」 七田眞・島津正義・信千秋・真弓定夫共著 総合法令
「医師たちが認めた玄米のエビデンス」 渡邊昌監修 キラジェンヌ
「天然抗ガン物質ＩＰ６の驚異」 アブルカラム・Ｍ・シャムスディン著 講談社

「ジョコビッチの生まれ変わる食事」 ノバク・ジョコビッチ著 三五館
「抗ガン剤に殺される」 船瀬俊介著 花伝社
「がんは治療困難な特別な病気ではありません！」 真柄俊一著 イースト・プレス
「日本が売られる」堤未果著 幻冬舎新書
「日本人の正しい食事」 沼田勇著 農文協
「幕末名医の食養学」 沼田勇著 日本綜合医学会
「あなたの少食が世界を救う」 甲田光雄著 春秋社
「緑内障 黄斑変性症 糖尿病網膜症を自分で治す方法」山口康三著 現代書林
「365日、玄米で認知症予防」芦刈伊世子著 清流出版
「食改善で真の健康を作る」 井上明著 文理書院
「食と健康の自然法則」 日本綜合医学会日本型食育推進委員会編

❏図の出典（書籍・著者など）

図1：「乳がんと牛乳」 ジェイン・プラント著 径書房 2000年
図2：The Food Guide Pyramid アメリカ農務省 1992年
図3：日本型食事ピラミッド 日本綜合医学会日本型食育推進委員会 2005年

図4：（歯が示す人間本来の食事バランス）（株）玄米酵素
図5：（玄米と白米の栄養比較）（株）玄米酵素
図7、8：「日本が売られる」 堤未果著 幻冬舎 2019年
図9：「がんは治療困難な特別な病気ではありません！」 真柄俊一著 イースト・プレス 2016年

❏表の出典（書籍・著者など）

表2：（乳癌死亡率の国際比較） 世界保健機関年表より 1992〜1994
表3：（食品100g中のカルシウム含有量の比較）7訂日本食品標準成分表より作成2020年

【著者紹介】

井上　明（いのうえ　あきら）

1948年、東京・代々木に生まれる。
東京教育大学体育学部健康教育学科卒。（現筑波大学）
東京高等鍼灸学校卒、鍼灸師。
伊豆健康センターみどり会保養所（断食施設）所長。
約20年間、難病の方々に断食指導、食事指導・健康指導を行う。
㈱玄米酵素・全国講師。
ＮＰＯ法人日本綜合医学会理事。妻、二男一女。
現在、岡山県在住。

愛と和食がすべてを癒やす

発行日　2020年８月７日　初版発行
著　者　井上　明
発行者　新舩　海三郎
発行所　株式会社　本の泉社
住　所　〒113-0033
東京都文京区本郷2-25-6
電　話　03-5800-8494
ＦＡＸ　03-5800-5353
ＷＥＢ　https://honnoizumi.co.jp/

企　画・編　集／進藤　和子
ＤＴＰ／明間　友里
印　刷・製　本／亜細亜印刷株式会社

// ISBN978-4-7807-1973-4